Td $\frac{64}{268.}$

T. 2660.
~~35 D s~~

RÉFLEXIONS

HISTORIQUES ET CRITIQUES

Sur les dangers de la Variole naturelle ; sur les différentes méthodes de traitement ; sur les avantages de l'Inoculation et les succès de la Vaccine, pour l'extinction de la Variole.

Par M. PARFAIT,

Médecin P. ; Membre de la Société et du Comité central de Vaccine ; Médecin de l'Hotel de la Guerre ; Membre du Comité de Visite au même Département, et du Bureau Central des Hospices Civils de Paris, etc.

SE TROUVE A PARIS:

Chez l'Auteur, rue Taitbout, N°. 33 ;

Et à l'imprimerie des HOSPICES CIVILS, rue St.-Christophe, N°. 11, Parvis Notre-Dame.

AN XIII.

(5.)

A Messieurs

Les Membres composant la

Société pour l'extinction

de la Petite-Vérole en

France, par la propagation

de la Vaccine.

RÉFLEXIONS

HISTORIQUES ET CRITIQUES

*Sur les dangers de la Variole naturelle ;
sur les différentes méthodes de traitement ;
sur les avantages de l'inoculation et les
succès de la Vaccine pour l'extinction de
la variole.*

IL faut souvent ramener l'attention générale
sur une chose que l'on croit bonne et utile au
bien public : c'est-là sur-tout la tâche de celui
qui fait profession de secourir l'humanité
souffrante, dit-on assez généralement. Soit ;
mais quand cette humanité ne souffre pas, elle
se moque du médecin et de la médecine ; l'on
ne rencontre plus que pyrrhonisme et raison-
neurs : vouloir changer cette disposition des
esprits forts ! c'est folie ; ce serait rappeler les
bonnes scènes de Molière. Et puis encore, en
ramenant l'attention générale sur une chose
vraiment utile ; comment dire la vérité ? La
vérité ! Qui est-ce qui se soucie d'elle ? Leçon

presque toujours inutile, et par fois, assez dangereuse : on n'aime pas cette prétendue mère de la vertu, *toute nue ;* l'on est convenu qu'elle est mieux, enveloppée d'un nuage, et même souvent, l'on fait très-sagement de la laisser au fond de son puits, au lieu de la présenter à certains humains. Malgré cela, il y a encore quelques hommes qui redoutent peu la clameur ; ils ont une philosophie de tempérament que rien n'altère ; ils sont partout francs et hardis, sans pour cela toutefois être inconsidérés : ils n'ont garde de croire qu'ils peuvent corriger, et moins encore combler la profonde ornière des préjugés ; ils abandonnent cette pénible tâche aux 49 filles coupables de Danaüs.

Cette manière de philosopher n'admet ni la ruse, ni la fourberie ; elle montre seulement de l'émulation : elle n'aime ni les cauteleux, ni les effrontés ; toutefois cependant, il est bien permis d'employer, à leur égard, la critique moqueuse. C'est elle qui convient le mieux pour l'idiotisme des uns et la mauvaise foi des autres. *Ridendo verum.*

Le Spectateur anglais nous dit que, de son tems, à Londres, il y avait beaucoup de cotteries (tout comme aujourd'hui il y en a par-tout) : il y en avait particulièrement deux très - remarquables ; l'une était composée d'hommes excessivement gras , (15 pesaient dix mille). L'autre était dans une règle absolument opposée : les affidés de cette dernière étaient de véritables squelettes aussi envieux que maigres,

Pour être reçu dans la première de ces deux cotteries , il fallait que le récipiendaire se présentât de front , à une large porte brisée , dont la moitié seulement était ouverte ; si le nouveau néophite ne pouvait franchir , sans toucher, à l'instant il était reçu, et l'autre partie de porte s'ouvrait comme d'elle-même , tant étaient grands les éclats de rire des anciens : c'était-là la fanfare de réception.

Pour être admis parmi les maigres , il fallait ne boire que de l'eau , être au-dessus de la taille ordinaire , et ne peser que tant.

Ces deux cotteries ne s'aimaient pas , elles se décriaient sans cesse ; mais elles se ralliaient au premier signal , pour détruire l'ennemi commun. Un jour , elles apprirent qu'une société venait de se former , pour connaître d'une nouvelle découverte qui faisait déjà du bruit, dans le monde qu'on appelle savant. Elles étaient ennemies-nées de toute innovation ; leur ennemi naturel marchait contre elles. L'une de ces cotteries voyait sa perte assurée, dans le mode proposé ; aussi ne négligea-t-elle rien pour le détruire dès sa naissance : mensonges, bruits défavorables, sans cesse reportés dans des lieux différens, et présentés sous de nouvelles couleurs ; elle était aux petits soins pour en découvrir : médisances, caricatures, tout fut mis en œuvre. Cette cotterie, nécessairement la plus acharnée, cria *Tolle*, appela l'animadversion du magistrat sur des innovateurs aussi dangereux ; elle voyait déjà, disait-elle, un nouveau fléau répandu sur l'humanité.

La nouvelle société s'en vengea bien ; car elle dit, avec Juvénal : » *Orandum est, ut sit mens sana in corpore sano.* »

» Il faut demander à Dieu, qu'il vous » donne du bon sens et de la santé. »

Ainsi se termina la querelle du mensonge et de la vérité ; et la nouvelle découverte continua à faire des progrès. Mais je ne pense pas moins cependant, qu'il ne faille ramener souvent l'attention générale sur une chose utile : sans cela, les meilleurs institutions tombent dans la désuétude. Notre nouvelle découverte a bien encore assez de contradicteurs cachés, qui n'en restent pas moins aveugles, ou ennemis intéressés ; car il y a des hommes qui se jouent de tout acte d'humanité. Les uns et les autres ne manquent pas de dire leur mot dans les ténèbres, dès qu'ils en trouvent l'occasion ; et avec le ton de l'intérêt du bien, ils tâchent de frapper. L'on pourrait bien, sans un peu de retenue, en nommer quelques-uns ; mais la vérité !... la vérité !....

» Votre fille, Madame, a du mal aux
» oreilles ? Pourquoi l'avez-vous fait vacciner ?
» Mais, M. le Docteur, ma fille était malade
» avant cette légère opération. N'importe,
» Madame. »

J'ai vacciné les deux premiers enfans de cette dame ; ils se portent fort bien tous deux ; du nombre, est la petite demoiselle dont je parlais. Un troisième est de retour de nourrice, la mère vient de me proposer de l'inoculer de petite - vérole ; elle ne veut plus entendre parler de vaccine, ni moi d'inoculation de petite - vérole : voilà cependant M. le Docteur qui met ce malheureux enfant à la merci de la première épidémie varioleuse. Comment en sortira - t'il ? Borgne, boiteux ou défiguré ? je n'en sais rien ; mais il court gros risque, même d'y perdre la vie.

Un autre dit : « Je viens de voyager loin de » la capitale, j'ai vu et soigneusement exa- » miné plusieurs enfans ; tous ont eu une forte » petite-vérole, après une bonne vaccination » dont j'ai vu les cicatrices. Dans ce canton , » il ne faut plus y parler de votre nouveau » préservatif, etc. etc. »

« Les envieux mourront, mais non jamais » l'envie, a dit Madame *Pernelle.* »

N'importe ; je ne veux pas moins payer ma dette envers un bienfait, dont on ne peut assez louer les grands résultats et les heureux effets individuels. L'on ne peut donc, effecti- vement trop ramener l'attention générale sur les objets de bien public : il ne faut pas seu- lement faire germer ; il faut cultiver.

Comme une autre abeille, je rapporte le tribut de mes soins. J'ai réuni le suc des fleurs que j'ai parcourues, et j'ai formé mon travail du résultat des auteurs que j'ai mis à contri- bution.

Aujourd'hui, annoncer que la vaccine est un préservatif assuré contre la variole, ce serait n'apprendre rien à personne de ceux qui composent la classe instruite. Je parle donc à ceux qui ne peuvent pas encore apprécier notre nouvelle découverte. J'ai semé quelques digressions, quelques épisodes, pour distraire d'un sujet médical, toujours grave et peu amusant pour le public, duquel cependant il faut se faire lire : son intérêt le demande, et la santé des enfans le réclame. Il faut tâcher d'occuper par la variété des connaissances, et continuellement avoir l'attention de tourner son érudition en agrément.

Quand on compare le résultat des pratiques successives qui ont été méthodiquement employées, d'après des systêmes nouveaux, pour combattre la variole, sans contredit l'un des plus grands fléaux qui ait si généralement ravagé toutes les parties de la terre, depuis une si longue suite de siècles ; l'on voit que le succès n'a pas toujours répondu aux vues qu'on se proposait ; que certaines épidémies varioleuses n'en ont pas été moins meurtrières, et que l'inoculation elle-même n'a pas toujours été exempte d'inconvéniens, ni même de quelques dangers.

Ces idées, quoique déjà bien senties, présenteront toujours un nouvel intérêt, quand il s'agira de diminuer le poids des maux qui accablent l'humanité.

Rien n'est si difficile aujourd'hui que de dire des choses neuves.

Le grand Salomon a dit : *qu'il n'y a rien de nouveau sous le soleil.*

Ovide a répété, il y a long-tems aussi, ce qu'on avoit bien des fois dit avant lui :

» Le tems qui donne à tout le mouvement et l'être,
» Produit, accroît, détruit, fait mouvoir, fait renaître,
» Change tout dans les cieux, sur la terre, dans l'air.
. . . .

La Bruyère a remarqué, que tout avait été dit en morale.

» Les merveilles nous environnent de
» toutes parts, et, pour qui sait voir, rien
» n'est indifférent dans cette immensité d'ob-
» jets de toute espèce. »

» Dans ce vaste et sublime tableau, les
» choses ne peuvent exister d'une manière
» immuable, nous a dit M. de Buffon. »

Si la nature, dans sa splendeur, étale à nos yeux tant de richesses, elle produit aussi, dans ses désordres, bien des laideurs. Les sciences, comme les choses, ont leurs beaux jours ; de même la barbarie succède aux

siècles de lumière : c'est ainsi que les sciences
sont forcées à repasser par le cahos. Le savoir
des tems éclairés tend à se détruire , comme
les forces de l'homme, parvenues à leur plus
haut dégré , doivent rétrograder : ainsi l'a voulu
le maître du monde : celui qui en murmure
hâte encore son destin. De même que le soleil
ne peut, en même tems , éclairer toutes les
parties du globe ; les sciences , en le parcou-
rant , s'éteignent d'un côté , quand elles renaissent de l'autre.

Ainsi périssent, ainsi renaissent les sciences,
avec d'autres hommes réduits eux-mêmes à
vivre des fruits spontanés que la nature
cache dans son sein, et qu'y féconde la chaleur
bienfaisante du soleil, » y fait éclorre les
» germes de vie des êtres sans nombre qui
» peuplent l'univers. »

L'étude des origines, ces recherches de
simple curiosité, ont souvent excité des
querelles savantes ; parce que nous aimons à
nous plonger dans l'abyme des siècles, nous
aimons à nous enivrer de la magie que présente l'éloignement ; cette idée est pleine de
charmes pour notre imagination : elle semble
nous transporter au-delà même de ces tems

de ténèbres qui précédèrent celui où Prométhée déroba le feu du ciel, pour animer les premiers humains. Cet étrange mystère qui étonne l'homme lui-même, nous ne désirerions pas moins suivre son existence, jusques dans la nuit où ce joli songe va pour jamais s'éteindre.

Enfin après de bien nombreuses successions d'âges, arriva celui où Dieu fit connoître sa volonté au peuple d'Egypte, dont il punit la rébellion à sa volonté; et les dix plaies ravagèrent ces contrées où elles se sont naturalisées, de manière qu'aujourd'hui encore, ces fléaux ne les dévorent pas moins qu'au tems le plus reculé, dont nous parlons.

Les nuées de sauterelles, de grenouilles, de mouches, de moucherons, et la peste, y font d'aussi fréquens ravages.

Il est dit, dans *l'Exode*, qu'en Egypte, *les hommes, les femmes, et les enfans, sans distinction d'âge, se trouvèrent frappés et défigurés, les Hébreux exceptés.*

A ce hideux, mais frappant portrait, pouvons-nous méconnaître les effets ordinaires de la variole? à quel autre affection pouvons-nous les comparer? L'on ne peut refuser d'admettre l'origine sacrée, que nous sommes autorisés à lui assigner ; elle est puisée dans un chapitre de lumières et de vérités.

Ce fléau, rapporté à la colère divine, présente, dans les plaies mêmes d'Egypte, les indices d'une antiquité encore plus reculée ; il peut être rangé dans la classe de ceux auxquels l'on doit assigner une cause naturelle, et du nombre des maladies qui font partie de la médecine sacrée, dont tous les sujets furent traités poëtiquement, à la manière orientale, par des fictions morales, propres aux circonstances et aux tems pour lesquels elles furent imaginées, et qu'aucun peuple ne sut imiter : telle fut, par exemple, la maladie de « Job, accablé de calamités par Satan, et couvert d'ulcères, etc. » : la maladie du saint homme fut *l'Éléphantiasis*, ou une forte lèpre, de laquelle les Israëlites furent fréquemment infectés, etc.

« Le roi Saül fut privé de l'esprit de Dieu. »

Sa maladie était une véritable manie, par suite de mélancolie, pour avoir perdu son royaume.

La vieillesse décrite par Salomon, d'une manière purement fictive, est, sans contredit, une maladie.

Nabuchodonozor, devenu maniaque, était atteint de l'affection connue, sous le nom de lycantropie, ou de la cynantropie : ces maladies portent à contrefaire les hurlemens des loups, ou ceux des chiens.

La sueur de sang de Jésus pourrait être considérée comme une sorte de crise de suette, produite par une forte action morale. Galien a observé, « Qu'il arrive quelquefois que » l'abondance ou l'effervescence du sang di- » late les pores au point qu'ils lui donnent » issue et produisent ainsi une sueur sanguine.

La mort de Judas, mise aussi au nombre des maladies de la médecine sacrée, fut une action de désespoir, qui porta le traître à se pendre, etc., etc.

Cette manière d'expliquer les effets de la médecine sacrée, ne touche en rien l'action morale qu'elle représente ; il n'est ici question que de la nature de l'affection, traitée médicalement.

Revenons à la variole. Il paraîtrait donc, par les expressions même de *l'Exode*, que cette plaie fut une véritable épidémie de variole, très - meurtrière, que précéda immédiatement la peste, aussi l'une des dix plaies d'Egypte.

(13)

D'anciens médecins ont observé que, dans son déclin, la peste dégénère toujours en fièvre maligne ou petite-vérole, en rougeole, en érysipèle, et en autres maladies cutanées (1).

Dans les premiers tems connus, l'Egypte n'était qu'un vaste marais, bien propre au développement de ces causes accidentelles, et de localités qui, sous une zône brûlante, répandent et augmentent l'infection pestilentielle et la contagion.

L'on peut assurer que quelques maladies sont pour ainsi dire *innées* dans certaines régions où elles exercent leurs ravages.

Hippocrate les nomme maladies de pays.

Mead dit que, dans ses désordres, la nature fournit à leur perennité.

Depuis ces âges, l'Egypte passa par quatre mille ans de bonheur et de prospérité. Les grands travaux de salubrité que firent ses rois et leur sage administration, calmèrent les fléaux qui la désolaient. Il leur fallut, sans doute, des siècles pour dompter le Nil, pour le partager en canaux et pour élever des bâtimens au-dessus des inondations.

____

(1) De la Peste ; par Papon.

Eratosthène, élève de Calimaque, biblio-
thécaire d'un Ptolémée, nous a laissé un
catalogue des rois de Thèbes, en Egypte,
avec les années de leur règne, depuis *Ménès*
ou *Misraïm*, fils de *Cham*, second fils de
Noé, qui peupla et gouverna ces contrées
après le déluge, jusqu'à la guerre de Troyes.
C'est lui, dit-on, qui, le premier, a établi
en Egypte le culte des Dieux et les cérémonies
des sacrifices.

Homère, le prince des poëtes et le peintre
des nations, se plaît à nous entretenir de l'E-
gypte : il vante sa magnificence, son génie,
sa liberté et sa sagesse. *Platon* et d'autres
grands hommes puisèrent chez les égyptiens,
ces premiers maîtres du monde (1), les lumières qu'ils répandirent dans la Grèce. Mais
l'Egypte est aujourd'hui bien loin de son
antique splendeur ; rien n'y rappelle plus les
beaux jours de Sésostris, ni ceux des compagnons de sa gloire. Après tant de siècles de
grandeur et de prospérité, la patrie des prêtres
de *Memphis* et de *Thèbes* est tombée dans
l'abjection la plus humiliante, pour la con-
dition des hommes. Par l'excès du despotisme,

______

(1) Quoi qu'en disent, depuis quelques jours, ceux d'un
système opposé.

elle est devenue, sous la domination des musul-
mans, une terre d'abrutissement, où souvent
les trois règnes semblent s'être confondus. De
ce mélange immonde, sont nées les calamités
épidémiques, qui, depuis tant de siècles,
ravagent l'univers. Cet antique sol, autrefois
couvert de villes florissantes, n'est, pour
ainsi dire, plus aujourd'hui qu'un vaste dé-
sert, où les habitans, dégradés, rampent
sous des toîts de boue, et sont l'emblême de
la misère la plus dégoûtante. Et cependant
cette Egypte décrite tant de fois, nous inté-
resse toujours aussi vivement qu'aucune autre
contrée.

Les habitans de la Grèce, au contraire, et
sous le même gouvernement, conservent aujourd'hui l'antique génie de la nation. Près
d'Athènes et de Sparte, la phisionomie des
hommes rappelle encore le souvenir des beaux
jours des *Miltiades* et des *Léonidas*. Un reste
de fierté semble appeler un nouveau lustre.

Quelle est donc la cause de cette différence,
après une longue suite de tems, si éloignés?
Les mœurs, les mœurs de leurs pères !

Voulez-vous avoir des hommes ? ayez des
mœurs publiques. Voulez-vous avoir des
hommes, ayez des mœurs privées ? autrement
le sol et les hommes dégénèrent.

C'est ainsi que les lieux les plus salubres dans un tems, peuvent devenir, dans un autre, la source de la peste, par un état de nature en *décrépitude anticipée*, selon l'expréssion de M. de Buffon.

Jadis, on vit à Rome un sénat auguste, forcé *d'attacher le clou* au temple de Jupiter, pour arrêter les progrès de cet horrible fléau, alors si souvent renaissant.

Vers l'an de Rome 633, une peste violente ravagea l'Afrique : l'on attribua la cause de cet accident à une quantité prodigieuse de sauterelles qui, après avoir couvert la terre, et dévoré les moissons, périrent de faim ; leurs nombreux cadavres furent emportés dans la Méditerranée, par un vent impétueux ; la mer les rejetta sur le rivage, et l'air en fut de nouveau infecté.

La peste ne causait pas moins de calamités dans ces tems-là, au sein des Gaules, où le sol encore couvert d'antiques forêts, de vastes marais, de rivières pour ainsi dire errantes au hazard, annonçait une nature presque entièrement brute ; mais ces contrées, comme tant d'autres, après avoir passé par tous les dégrés de la barbarie, de l'ignorance, de la sottise et de la misère, sont devenues le plus

beau

beau, le plus riche et le plus peuplé des états de l'Europe. Aujourd'hui,

» La France est en savans comme en guerriers féconde ;
» Son destin est de vaincre et d'éclairer le monde. » (1)

En l'an de N. S. 541, il y eut une peste générale ; cette mortalité fut la plus grande dont l'histoire fasse mention. C'était un charbon ardent , qui dévorait les malades et les tuait en deux jours , dans la plus affreuse agitation frénétique , ou dans une léthargie profonde dont rien ne les tirait.

Cette peste commença par les égyptiens de Péluse ; de-là, elle se répandit dans toute l'Afrique , en Asie et en Europe ; les nations les plus reculées n'en furent point à l'abri. Dans la seule ville de Constantinople, elle enlevait par jour, jusqu'à 10,000 personnes de tout sexe, de tout âge ; et quelquefois au-delà.

Un gouvernement sage, une administration éclairée, seront toujours les moyens les plus assurés, contre les dangers des épidémies et les maux inséparables qu'elles entraînent.

C'est ainsi que les grands hommes d'état,

____

(1) Epître au Premier Consul , par M. Bélin de Ballu.

les sages politiques, en embellissant les ca-
pitales, donnent la santé aux habitans :
c'est-là un monument durable de leur gloire ;
c'est ce qui nous porte encore aujourd'hui à
admirer involontairement les restes augustes
de l'antiquité, et à révérer la mémoire des
hommes illustres qui en ont été les auteurs.

En quittant l'histoire sacrée, pour ne plus
consulter que nos livres de médecine sur
l'origine de la variole, pour chercher comment elle est parvenue jusqu'à nous, nous ne
pouvons plus remonter à des tems aussi re-
culés. Il y eut un bien long espace sans doute,
rempli par la tradition, ainsi que cela est
toujours aux époques où la mémoire seule sert
d'archives ; c'est ce qu'on peut appeler le long
sommeil de la science ; c'est ce qui est arrivé
depuis pour la médecine elle-même qui, selon
Pline, a éprouvé un vide de six ou sept cents
ans, depuis la guerre de *Troye* jusqu'à *Hipo-
crate*, qui a recueilli les faits épars pour en
faire un corps de doctrine. Ce prince de la
médecine, qui vivait vers la 80me. Olimpiade,
320 ans avant J.-C., n'a pas décrit la variole,
d'une manière précise ; mais *Galien* observe
que « les anciens médecins ont donné le nom
» de phelgmon à tout ce qui est enflammé,

» comme aux antrax, à la petite - vérole,
» etc. » (1)

On rapporte la seconde époque, considérée généralement parmi nous, comme la première, au tems d'un ancien manuscrit arabe, où il est dit que la petite-vérole parut pour la première fois, en Arabie, en 572 de notre ère. On assigne aussi cette époque précise, à Mahomet; ce qui a fait dire à Voltaire : qu'on devait celle-ci à ce saint prophète; et l'autre, à Christophe Colomb. Depuis, Aaron qui exerçait la médecine à Alexandrie, en 622, a connu et décrit les diverses espèces de petite-vérole. (2)

Rhasès, surnommé *Experimentor*, est celui qui en a parlé depuis. Il vivait en 690 ; il mourut âgé de 120 ans.

Cette maladie, à ce qu'on présume, aurait pris naissance en *Ethiopie*, d'où elle se serait répandue en Arabie ; et ces fiers Sarrasins, dans leurs conquêtes, l'auraient portée en Syrie, en Egypte et chez les différens peuples Orientaux : ces derniers l'auraient portée en

____

(1) Méad, de la Petite-Vérole , tom. 1 , pag. 404.

(2) Voyez la belle traduction de Méad, par M. Coste, premier médecin des armées , etc. ; avec les savantes notes de l'auteur de cette traduction.

Perse, en Chine et jusques sur les confins de l'Asie. Quelques auteurs croyent la variole originaire de l'Arabie même, où, selon eux, elle était épidémique ; et d'autres ont pensé qu'elle était connue, depuis long-tems, des anciens Orientaux. Qu'importe toutes ces opinions diverses? quant à nous, nous en devons la connaissance exacte aux arabes : c'est pourquoi nous l'avons nommée petite-vérole des Arabes, ou peste d'Europe.

La variole, née ou nourrie en Egypte, comme toutes les autres maladies pestilentielles, est venue, dit-on, exercer ses ravages en Europe, vers le dixième siècle, tems auquel nos pères allèrent en Asie chercher cette active contagion, avec toutes les autres calamités dues à ce siècle de saintes fureurs et d'ambition.

Vers ce tems-là, vivait *Saint Bernard*, rival du malheureux *Abeilard*, l'un et l'autre, l'aurore du bel-esprit français. Le Saint eut le pas, et c'était juste. Il aimait la gloire et la célébrité : son trop savant compétiteur fut condamné pour des erreurs, pour lesquelles, aujourd'hui, l'on ne renverrait pas le moindre sacristain.

Dans ces discussions, s'aiguisa le fer homicide

de la vengeance du furieux *Fulbert*, le plus dangereux de tous les ennemis des amans.

D'autres disent que la variole traversa la Méditerranée, et nous fut apportée des côtes d'Afrique, au huitième siècle, au tems de la conquête des Espagnes, par les Maures.

L'on pense aussi que la variole nous fut apportée plutôt et dès le sixième siècle, si désolé d'ailleurs par les irruptions multipliées des barbares du Nord, dans les Gaules et dans l'Italie ; parce que Bélisaire, en venant les repousser, à la tête de ses braves légions, apporta cette maladie que les siens avaient contractée dans leurs fréquentes communications avec l'Afrique.

Dans ces tems de fougue et de délire, une partie de l'Asie, de l'Afrique et toute l'Europe, étaient en proie à des guerres d'ambition et de religion. Justinien Premier déclara la guerre aux Perses, pour soutenir les décisions de quatre conciles. Le résultat de toutes ces questions interminables et bien ridicules, fut nommé les trois Chapitres : c'est ce qui détermina le cinquième concile ; et en 543, la peste varioleuse vint mêler ses fureurs à celles de ce précurseur de Mahomet, qu'il ne préséda que de 84 ans.

Ce qui vient à l'appui de cette opinion, concernant cette dernière époque pour la variole, c'est qu'un évêque du deuxième concile de Mâcon, dit d'une manière positive, que la variole ravagea les Gaules et l'Italie en 540; (1) et que, dix ans après, elle y exerça de nouveau ses fureurs. L'auteur cite la femme du roi Gonteau, qui demanda à son mari la mort de ses deux médecins, parce qu'ils ne purent la sauver du danger commun.

La demande de cette furie expirante fut exécutée.

Aujourd'hui, les rois sont heureusement plus civilisés.

Les différens peuples de l'Europe, à leur tour, se communiquèrent la contagion varioleuse, à des époques différentes, en raison du commerce et des rapports qu'ils eurent entr'eux.

Les Hollandais, dans leur commerce des Indes, y portèrent la variole. Quelques-uns des peuples de ces contrées en eurent une telle frayeur, qu'ils s'enfuirent et abandonnèrent, sans sépulture, leurs malheureux compagnons. D'autres, plus cruels encore,

---

(1) Paulet, histoire de la Variole.

portèrent la crainte de cette contagion, jusqu'à mettre le feu aux cabanes qui renfermaient les variolés. Ils contraignaient ainsi, sans pitié et par violence, leurs parens, leurs amis, leurs enfans, à périr au milieu des flammes, comme des victimes expiatoires de leur terreur. Tels, autrefois, les prêtres de nos pères sacrifiaient des victimes humaines à leurs divinités, pour arrêter le cours de leur vengeance. » La peur a fait les premiers « Dieux, a dit *Pétrone.* »

Les Hollandais portèrent aussi la variole aux Hottentots, dans la conquête qu'ils firent du Cap de Bonne-Espérance, en 1648. En 1713, elle en fit périr un si grand nombre, que le reste, plus effrayé de ce nouveau fléau pour eux, que des Portugais qu'ils avaient repoussés et chassés deux fois de leur territoire, renfermèrent les malades dans une enceinte de palissades, et ceux qui tentaient d'en sortir étaient impitoyablement tués à coup de flèches : ils parvinrent ainsi à éloigner la contagion ; mais il était écrit que, là où les Européens porteraient leurs lumières, là aussi, ils porteraient la désolation. En 1755, un navire hollandais porta de nouveau la contagion à ces peuples. Cette fois, la mortalité fut si grande , que la colonie hollandaise elle-même fut très-près de sa perte.

En 1733, des missionaires Danois portèrent la variole aux Groënlandais.

Les Suédois la portèrent aux Lapons , dont la malheureuse population fut réduite des trois quarts, et leurs habitations abandonnées aux ours.

Les Russes ont porté cette active contagion jusques dans leurs possessions les plus éloignées, où elle a réduit la population de moitié; elle a traversé et dépeuplé la Sibérie , pour aller détruire la totalité du plus pauvre et en même-tems du plus laid de tous les peuples, dans le *Kamtschatka*, contrée presqu'oubliée de la nature. (1)

Enfin , le génois Christophe Colomb transporta la variole dans le Nouveau-Monde, qu'il conquit à l'Europe.

Ce fut le 2 décembre 1492 , le jour de Saint Nicolas , que les Européens débarquèrent, et que , pour la première fois , ils

_____

(1) Le divertissement des dames KAMTSCHANDALES est la chasse aux ours , et leurs danses en est le simulacre.

(Voyage de La Perouse.)

Il faut convenir que la bonne éducation de ces dames n'est pas encore portée au point de perfection que nos belles Parisiennes ont aujourd'hui acquise , dans la danse.

mirent le-pied sur cette terre étrangère, à *Hispaniola* , l'une des plus grandes isles du golfe du Mexique : et ce fut au lieu encore aujourd'hui nommé *San-Domingo*, que se fit, après une bien longue séparation, la rencontre des deux plus grands fléaux qui ayent encore désolé le genre humain.

L'on dit que ce sont deux sœurs que l'on peut croire jumelles ; elles portent à-peu-près le même nom : il est vraisemblable qu'à leur naissance, elles se partagèrent le monde ; l'une tourna à droite, et l'autre à gauche ; la cadette prit possession de l'Afrique , de l'Asie et de l'Europe ; sa principale occupation a toujours été de faire la guerre à la beauté. L'autre sœur eut d'abord moins d'ambition, elle se contenta de régner en Amérique : ce ne fut pas sur les visages qu'elle étendit sa domination ; elle attaqua directement ce qui rend la beauté précieuse ; c'est sur-tout par sa prodigalité qu'elle réussit ; on ne peut toujours se défendre d'en accepter les présens, même dans la bonne compagnie ; tant ses manières sont galantes et agréables. Ces deux sœurs vécurent ainsi plus de 5 mille ans, isolées chacune dans son département ; ce ne fut qu'au quinzième siècle qu'il leur prit envie de se rendre visite, par la commodité des flottes espagnoles, grâce à l'insatiable avidité européenne. Cette réunion fut cimentée par un traité de commerce avantageux aux deux peuples : il y eut bien quelques difficultés ; mais les caresses des dames du pays levèrent toutes les difficultés : nous eûmes l'or de leurs pauvres époux; et par un mutuel échange , nous, nous leur laissâmes la sœur cadette en otage , et les Américains nous donnèrent la grosse sœur.

Anacharsis fut en Grèce, chercher la sagesse; Christophe Colomb fut en Amérique, chercher la cacomonade : (1) la nature est sans doute une bonne mère, bien respectable; mais elle a par fois de fort vilains enfans.

Depuis ce tems, les deux sœurs n'ont cessé d'étendre leur domination sur les quatre parties du monde, à un tel point, que toutes les nations se trouvèrent fortement lésées de leur pacte d'union : il faut qu'elles n'aient pas eu lieu de s'en repentir ; elles avaient mis

____

(1) Cacomonade est un mot fort bien imaginé par Voltaire. Ce mot est composé de Cacos, malfaisant, cuisant, et de Monade. Dans le systême de Leibnitz ; Monades cuisantes, malfaisantes. Effectivement, de toutes les monades , il n'en est point de plus cuisante que celle-ci , quoiqu'en dise De la Mettrie , dans ses œuvres philosophiques : que les monades ne sont que des imaginations.

leurs trésors en commun, elles dominaient indistinctement et sans jalousie ; ce qui est bien beau, pour deux dames : elles paraissaient même ne vouloir plus se quitter ; mais un génie bienfaisant est venu dissoudre cette dangereuse association ; il a tari la source de ce commerce, par la découverte d'un moyen de se garantir facilement de l'une d'elles. Puissions - nous être assez heureux pour trouver quelqu'autre génie qui pût nous débarasser aussi de la plus perfide des deux sœurs, et finir en elle jusqu'au dernier rejetton de la plus détestable famille qu'ait encore possédée le genre humain !

C'est à les détruire que l'auteur s'est depuis bien long-tems appliqué, avec une tenacité vraiment philosophique.

Il est une chose bien digne de remarque, dans l'histoire de ces deux sœurs ; c'est que le premier américain notable, qui mourut de la variole, fut le frère du timide et malheureux *Montézuma*, empereur d'Amérique : comme aussi le premier européen qui périt du fruit que Colomb nous apporta, fut le plus brave et le plus aimable des chevaliers de son siècle, François Premier, à qui les lettres durent leur renaissance. Il mourut à 52 ans. Sa cour était, sans contredit, un modèle de politesse et de galanterie. François Premier institua le Collége royal ; il commença la Bibliothèque, aujourd'hui la plus nombreuse de toute l'Europe : il acquit d'abord beaucoup de manuscrits, il mérita enfin le titre de *Père* et de *Restaurateur* des Lettres ; mais il périt à la fleur de son âge, parce que la Faculté d'alors n'était pas aussi savante que l'est celle d'aujourd'hui.

La variole, cette hydre toujours renaissante, a dévoré des nations innombrables ; elle n'a épargné aucune génération, aucun peuple ; en Europe, elle est particulièrement connue pour être la faulx meurtrière de la jeunesse, sur laquelle elle n'a cessé d'étendre le crêpe funèbre, et d'être la désolation des familles. Combien de magistrats, de grands hommes, nés pour le bonheur des peuples, ont été moissonnés, au berceau, ou à la fleur de l'âge ! Une partie de la génération échappée aux dangers des épidémies, reste hideuse, défigurée ; quelques individus ne semblent échapper à la contagion, que pour périr plus lentement de maux incurables ; ainsi, d'âge en âge, cette affreuse maladie tue, estropie, abâtardit une partie de la génération : l'on ne doit donc plus être étonné de ne plus rencon-

trer de ces fiers paladins, dont les rois s'entou-
raient autrefois dans les combats ; l'histoire
ne nous en paraît fabuleuse et mensongère
que parce qu'il ne se trouve plus d'homme en
état de faire usage de leur pesante armure.

Lacondamine, et mylord Ysaac, évêque
de Worchester, philosophes distingués, ont
porté la perte constante des victimes dans
les épidémies varioleuses, à $\frac{1}{7}$. ; de nombreuses expériences l'ont démontré depuis ; dans
quelques-uns, ce terrible fléau de l'espèce
humaine enlève le quart et jusqu'à la moitié
de ceux qu'il a atteints ; il est de calcul certain qu'il tue annuellement un 14e. de la
population d'Europe.

L'on a pensé que le virus varioleux était
inné ; cette belle idée appartenait au tems, où
l'on voulait expliquer jusqu'aux causes finales.

La nature ne nous a donné que la propriété
de recevoir le germe de tous les maux qui
affligent l'humanité. Il n'y a pas plus de vice
inné, que *d'idées innées*. Descartes est le
premier qui ait prétendu qu'il y avait des *idées
innées* ; il voulait faire de nous des êtres
parfaits, en sortant des mains brutes de la
nature ; aujourd'hui, nous savons mieux
comment nous en sortons, assez mal.

Locke a renversé ce beau idéal, et le sys*
tême qui l'étaye s'est écroulé (1).

C'est dans cet esprit de prévention, que
l'on a fait, de la variole, une maladie consti-
tutionnelle de l'Europe.

Quoiqu'on pensât que ce vice fût identique
à l'espèce humaine, on a cependant cru que
quelques individus en étaient exempts : comment concilier cette contradiction, et comment d'ailleurs assurer la prétendue exemp-
tion ?

L'on peut contracter le virus varioleux
jusques dans l'âge de la décrépitude. Dans
l'histoire de l'inoculation, on cite le tailleur
Lapayre, mort a 94 ans, des suites d'une affection varioleuse , etc. Cette maladie peut se
contracter jusques dans le sein de la mère :
on a vu des enfants naître couverts de pustules
de variole ; l'enfant peut de même être atteint
de cette contagion, à un terme moins avancé,
et n'en conserver aucune marque. Le fœtus
peut seul aussi contracter ce virus, sans que
la mère en soit affectée ; cette vérité est,
depuis long-temps, reconnue.

____

(1) Essais philosophiques , chapitre 1er.

Dans certaines épidémies, plusieurs médecins célèbres (1) ont observé des fièvres varioleuses sans varioles; ils les ont nommées *variolæ sine variolis*. Le fœtus peut donc être aussi préservé, de cette manière.

Dans la pratique de l'inoculation même, on a souvent pu faire une observation à-peu-près semblable. Comme une autre fièvre aiguë, la fièvre varioleuse peut se terminer par les selles, les sueurs, ou les urines.

Il est de même démontré qu'une seule pustule au lieu d'insertion peut suffire; mais elle ne peut être considérée comme une éruption à la peau; la fièvre est spéciale; n'importe à quel dégré elle se manifeste, elle est le signe certain de l'invasion générale.

Les anciens médecins considéraient la variole comme une fièvre inflammatoire; ces pères de la médecine conseillaient les melons d'eau, le plantin, les grenades, les oranges, les groseilles, et autres fruits acidulés; l'air frais était aussi un moyen qu'ils employaient, ainsi que les aspersions d'eau froide, pendant les grandes chaleurs de l'été, etc, tout ce qui tend enfin à calmer, à tempérer la trop forte chaleur du sang.

____

(1) Sydenham, Mead, Boërhave, Wanswieten.

L'on a attribué aux anciens Arabes le secret de se garantir de la variole (1); cette affection est inflammatoire : quand on tire du sang, il est dense et fortement coëneux, comme dans les péripneumonies ou les pleurésies.

Méad met cette maladie à la suite de la peste; il la considère comme une fièvre exanthématique, qui est simple ou maligne; il dit : « Toutes les maladies pestilentielles sont ac- » compagnées d'une vive inflammation du » sang et des humeurs; c'est pour cela qu'elles » exigent les rafraîchissans. »

Les médecins modernes, en considérant la variole comme une affection essentiellement maligne, ont, dans un système contraire, prescrit les sudorifiques, les cordiaux, l'air chaud, la surcharge des couvertures, etc. pour expulser, disaient-ils, la *matière mor-bifique*; ils ont poussé les choses à l'extrême. Comme de ce qu'*Avicennes* avait dit, qu'il fallait tenir le ventre libre, quelques

---

(1) Les anciens Arabes possédaient, dit-on, le secret de se garantir de la variole ; quant à nous, nous possédons aujourd'hui véritablement ce secret. Les Arabes auraient-ils eu un autre Jenner ?

médecins

médecins ont prescrit inconsidérément les purgatifs. (1).

Depuis, les ennemis des cordiaux sont tombés dans un excès contraire ; au lieu de tempérer, de modérer la fièvre, ils la tuaient, si l'on peut dire ; de-là les clameurs contre les *rafraîchissans*, qui, comme tous les autres moyens, doivent être subordonnés au tems, aux lieux, aux circonstances, aux tempéramens des malades, et dirigés par des mains exercées : il faut savoir exciter ou calmer à propos la *vitalité*. *Asclépiade* dit : « Il faut savoir se servir de la fièvre contre elle-même. » *Mead* : « Il faut tenir un juste milieu ; » Il ne faut pas étouffer le malade, ni le trop rafraîchir. La chaleur est au corps, ce que le soleil est aux plantes : il les vivifie ; trop ardent, il les dévore ; privées de cette bienfaisante chaleur, elles périssent.

J'ai parlé de prétendus privilégiés qui ne contractaient jamais la variole ; on ne cite pas moins des individus qui, dans une disposition absolument opposée, peuvent contracter plusieurs fois cette affection. « Une femme est

____

(1) Le savant FREIND conseillait les purgatifs, dans les fièvres putrides qui succèdent à la variole confluente.

morte à 118 ans, de la 7ᵉ. récidive de la variole. Un médecin la contractait autant de fois qu'il y était exposé, etc. etc. »

L'on ne peut nier des faits attestés par des hommes aussi sages qu'éclairés ; ils sont bien dignes de foi ; mais ils n'en faut pas moins, pour porter à la persuasion. N'aurait-on pas quelquefois confondu de ces éruptions fugaces, de la variolette elle-même, dite *variole volante*, avec la véritable ? etc.

Dans les temps de grandes discussions pour et contre l'efficacité de l'inoculation, les anti-inoculateurs ont souvent et malignement fait, de ces affections, des *varioles bien et duement* constatées : comme les anti-vaccinistes d'aujourd'hui, après des vaccinations soi-disant bien constatées, ont cru voir, ou feint de voir des varioles. De ce nombre sont aussi des gens qui ressemblent aux moines du mont *Tabor* : dans l'idiotisme de leur contemplation, ils se persuadaient voir ce qu'eux seuls apperçoivent dans leur imagination égarée. C'est cependant, je pense, la non récidive qui a assuré le succès de l'inoculation, pratique salutaire, à laquelle nous avons beaucoup d'obligation ; elle a été précieuse à l'humanité ; honneur en soit rendu à ses auteurs.

Mais l'on ne peut plus aujourd'hui parler avec quelques détails de cette méthode de préservation : sans vouloir mettre beaucoup de soin à faire son oraison funèbre , nous en parcourerons donc l'historique très-succinctement.

L'inoculation, de pratique immémoriale en Asie, est peu connue dans son origine ; nous , nous la devons , en Europe, à *Milady Worthley Montagu* , femme au-dessus de son sexe, qui sut vaincre les préjugés de son siècle, pour sauver ses enfans d'une maladie inévitable, et si souvent dangereuse. *Milady* avait connu l'inoculation , et l'avait fait pratiquer sur son fils, à Constantinople, en 1717, où elle était avec son mari qui y était en ambassade. Son chapelain eut beau dire que cette expérience n'était pas chrétienne, et ne pouvait réussir que sur des infidèles, le fils de madame *Montagu* s'en trouva à merveille, et en 1721, cette femme estimable vint en faire hommage à sa patrie, et servir d'exemple aux bonnes mères : à son retour, elle fit inoculer aussi sa fille unique, à Londres , dans le commencement du règne de Georges Premier.

Cependant, alors, l'inoculation était déjà

une pratique domestique établie au sein même de l'Angleterre, dans le comté de Pembrock, pays de Galles, où même l'expression vulgaire était : *acheter la petite-vérole* (1), parce qu'on payait pour prendre de la matière sur les malades. Cette pratique était absolument ignorée dans toutes les autres contrées de l'Angleterre.

Il paraît cependant que l'inoculation avait été connue dans différentes parties de l'Europe, même à des époques antérieures à celle qui nous la fit connoître de l'Angleterre; mais elle paraît avoir été oubliée dans les tems suivans, où, en Europe, toutes les sciences tombèrent dans la barbarie. A son retour, l'inoculation fut reçue en France comme une reprouvée de Dieu, portant avec elle tous les caractères de la maladie de Job. Hélas ! que de petitesse et que de vanité !

> » Qu'importe à ceux du Firmament,
> » Qu'on soit mouche ou éléphant ? »

Elle fut mieux accueillie en Hollande; mais chez nous, il fallut long tems lutter contre

---

(1) Traité historique et pratique de l'inoculation, par MM. Dézoteux et Valentin.

l'éternelle faction des préjugés. Le fanatisme religieux persécuta , et l'intérêt personnel le seconda puissamment : le préjugé monta en chaire le premier, la raison n'y monta qu'ensuite : (*c'est - là la marche de l'esprit humain*). Dans le corps de la médecine même , il y eut une cabale très-opiniâtre, à la tête de laquelle l'on comptait des hommes d'un mérite reconnu. Un vieux docteur - régent, le plus anti-inoculateur de la Faculté , poussé à bout par M. Petit , répondit , dans son impatience : Hé! ne voyez-vous pas , Monsieur, que cette maladie-là va, comme bien d'autres, passer aussi dans les mains des chirurgiens ?

Esculape , comme les autres Dieux , aime l'encens et les offrandes aussi.

Les anti-inoculateurs surent long - tems rendre la vraisemblance éblouissante : pour mieux dérober la vérité , ils créèrent des dangers et multiplièrent les accidens : chacun vit pour soi ; sauve qui peut ! disaient ces Messieurs ; d'ailleurs ils savaient que , toujours , il y a des hommes dont l'espèce tardive et toute particulière , paraît avoir été créée long-tems après le genre humain ; et que , comme ceux qui considèrent un tableau le nez sur la toile, ils en confondent tous les traits, parce qu'ils ne sont pas à une distance convenable, pour distinguer les effets de la lumière sur les divers objets qui le composent. Ces gens-là ne vieillissent pas ; c'est impunément qu'ils vivent.

L'inoculation paraît être d'une date très-ancienne chez différens peuples de l'Afrique, particulièrement dans la Nubie, aux sources du Nil : ce sont les femmes et les esclaves même qui inoculent. Cette pratique est de tems immémorial en Asie, principalement dans la partie orientale, depuis le 38e. dégré de latitude nord, jusques vers le 48e. Là, ce sont les mères ou les nourrices qui inoculent, particulièrement dans la Virginie, dans la Circassie et dans la Georgie, lieux où l'on s'est plu autrefois à placer le Paradis terrestre, séjour tout divin, où tous les jours sont de printems. Dans ces contrées heureuses, sont encore aujourd'hui les plus belles femmes du monde ; là, sans doute, a dû être placé le Paradis terrestre.

L'inoculation est aussi très-usitée dans cette grande presqu'isle formée par la Méditerranée et la mer Noire : cette partie est aujourd'hui la Natolie, cette ancienne patrie des

descendans des Dieux, l'antique et fameuse
Troie :

> » Sur les bords fortunés de l'antique Idalie,
» Lieux où finit l'Europe et commence l'Asie. »

Les Orientaux qui peignent toujours la vérité sous des traits allégoriques, représentent
la petite-vérole naturelle, sous la figure d'un
pont aigu, que chacun traverse une fois en sa
vie. Ce pont est suspendu sur un abyme, et
l'on y passe de nuit : or, que fait, selon eux,
l'inoculation ? elle applanit le pont, elle met
aux deux côtés, une barrière, une garde et
un fanal. D'après cela, les Orientaux condui-
sent eux-mêmes leurs enfans sur le pont ha-
zardeux, sans la moindre terreur. (1) L'inoculation, comme la variole, a parcouru
toutes les parties des deux continens ; mais
non d'une manière uniforme et dans un systême général ; c'est ainsi que cette pratique,
salutaire d'ailleurs, au lieu de détruire et de
réprimer les dangers des épidémies, en est
souvent devenu l'aliment ou la source, en
disséminant le *virus* qui avait servi à sauver
quelques individus. Cet inconvénient a pu
avoir particulièrement lieu en Europe, où

(1) Voyez ma lettre sur l'inutilité des préparaions pour
l'inoculation, où j'ai inséré cet apologue.

(Feuille villageoise, du 20 mars 1791.)

l'inoculation a été reçue avec beaucoup plus d'insouciance que dans les autres parties du monde, et les épidémies ont continué à y grossir le *Nécrologe*. Le peuple n'a jamais participé à cette pratique ; quelques gens riches seuls, faisaient inoculer leurs enfans. On était généralement peu persuadé des bons effets de l'inoculation : il a fallu qu'un fait concluant vînt en triompher ; il a fallu une autre découverte qui vînt remuer toutes les passions, pour qu'on s'obstinât à lui donner un nouveau lustre en déclamant contre la belle et précieuse découverte de *Jenner*.

Dans cette lutte, on a rebattu tous les lieux communs que l'on avait usés contre l'inoculation elle-même ; c'est de ce choc que la lumière a jailli. Le rapport du comité central de vaccine laisse peu à désirer à cet égard ; il est plein des faits qu'il a recueillis par ses propres observations, et du travail des nombreux collaborateurs qu'il s'est associés, par une correspondance très-étendue ; et la vérité, à la fin assez puissante, a triomphé. « L'heure des bons mots est passée » (1).

____

(1) De la Vaccine, considérée comme antidote de la petite-vérole, etc. Par le C. Mongenot, médecin, membre du Comité central de vaccine.

En 1721 , l'Angleterre nous fit part de l'inoculation ; et en 1798, 77 ans après , l'Angleterre nous apprend qu'on se préserve de la variole elle-même par l'inoculation d'un *virus* dont les heureux effets avaient été jusques-là généralement ignorés, quoiqu'ils fussent connus dans plusieurs de ces contrées ; comme l'inoculation de la variole l'avait été elle-même

Monsieur de la Rochefoucault-Liancourt, après son voyage dans l'*Amérique*, qu'il a parcourue en administrateur éclairé, rapportait le fruit de ses longues fatigues et de ses veilles (1), quand, en passant par l'Angleterre , il fut témoin du succès que promettait déjà l'inoculation de la vaccine. Sa première pensée fut d'en faire hommage à ses concitoyens ; il conçut dès-lors le projet de la souscription qu'il a effectuée depuis. A son arrivée à Paris, il me fit part de son projet ; il me communiqua ses notes et quelques volumes de la Bibliothèque Britannique, qui avaient trait à l'objet dont il s'occupait ; quelques jours après , le premier comité médical et de souscripteurs

____

(1) Voyages dans les Etats-Unis d'Amérique , faits en 1795, 1796 et 1797 ; par M. de la Rochefoucault-Liancourt. Paris, 8 vol. in-8°.

pour la vaccine, eut lieu chez lui, près la Magdelaine, en nivose an 8 : ce comité était composé de MM. de la Rochefoucault-Liancourt, Thouret, Delaroche, Chanseru et moi.

Le Cow-pox, ou petite vérole des vaches, nommé par nous *vaccine*, est une maladie éruptive, sous la forme de pustules vésiculaires, rondes, aux trayons du pis des vaches, en Angleterre; ces pustules sont relevées sur les bords, et déprimées au centre. On a cru l'observer dans plusieurs contrées du continent, particulièrement dans le Holstein; l'on cite comme autorité, un vieux domestique allemand, et quelques autres témoins oculaires, de cette nature: voilà une faculté bien respectable ! Il n'y a encore rien de certain à cet égard; assurément, depuis plus de quatre ans que l'on est à cette recherche, l'on nous aurait fait part d'observations plus régulières. « Il y a » un intervalle immense à franchir entre une » observation isolée, faite par des gens gros- » siers, et les heureux résultats qu'on peut s'en » promettre ». Sans doute, c'est pour cela que nous devons rapporter à Jenner, *seul*, sa belle découverte; la tradition populaire qui existait avant lui, dans quelques cantons de l'Angleterre, (1) ne peut non plus autoriser à lui ravir ce que son génie nous a découvert; car, que nous importe, effectivement, que quelques paysans de tel ou tel canton, possèdent, dans la disette, des greniers de grains, s'il ne nous en font part? La découverte est à celui-là qui la rend utile et en a fait une chose de bien public.

La vaccine nous provient immédiatement de la vache, et non du javart des chevaux, comme d'abord on nous en a fait une belle fable, en disant que les mêmes domestiques qui pansent les jambes de ces animaux, trayent aussi les vaches; que, les mains encore sales et imprégnées de l'exudation de la tumeur qu'on nomme *les eaux*, ils en inoculent ainsi les vaches, etc.

Pourquoi le Cow-pox ne serait-il pas une maladie des vaches? Les Anglais ont également observé que les cochons et les poulets, sont aussi sujets à une petite-vérole; c'est ce qu'ils nomment *hog-pox* et *chicken-pox*.

---

(1) Dans le Glocester, dans Devonshire et dans le Leicesterschire, où il est d'ancienne tradition populaire, qu'il est constant que le Cow-pox est un préservatif assuré contre la variole, dite chez eux Small-pox.

Les vaches contractent plus facilement le *cow-pox* dans les saisons pluvieuses que dans les autres tems de l'année.

Aujourd'hui, une religion mal éclairée ne s'oppose plus, comme au tems du fanatisme, aux bienfaits d'une découverte si précieuse : les médecins et les prêtres sont d'accord sur les principes et sur l'action morale qui doit les diriger.

Dans presque toute l'Europe, ces derniers ne craignent plus de *tenter Dieu*, comme le dirent leurs prédécesseurs, à l'occasion de l'inoculation. En France, les évêques, aujourd'hui plus instruits sur les intérêts de la religion, dont ils sont les premiers ministres, y mettent, au contraire, un saint zèle; ils invitent, ils pressent, par des lettres pastorales, leurs diocésains, à jouir d'un don vraiment envoyé des cieux. MM. les curés imitent leurs chefs; ils prêchent actuellement autant, pour le nouveau préservatif, qu'autre fois ils déclamaient contre l'inoculation.

Le vaccin inoculé est le préservatif assuré du *virus* varioleux ; cette vérité, aujourd'hui généralement reconnue, ne laisse plus de doute sur l'inocuité de ce véritable *antidote* ; mais il faut se prémunir contre la non-préservation de la vaccine, dite communément Fausse Vaccine : il y a déjà assez d'exemples fâcheux, d'enfans variolés après de prétendues bonnes vaccinations ; il y a même lieu d'être étonné de n'en avoir pas vu un plus grand nombre.

Quelques anti - vaccinistes ont dit que c'était-là *une porte de derrière*, pour se mettre à couvert ; les idiots ont répété, et beaucoup de gens ont cru ..... Il y a de bonnes ames qui avalent tout. Il faut que tout le monde vive.

O moutons du naïf Lafontaine ! « Le premier sauta, et le troupeau suivit ».

Les hommes sont vraiment d'espèce moutonnière ; ceux qui sont instruits, sont peu susceptibles de pareilles impressions ; ils distinguent facilement la vraie vaccine de la fausse.

L'époque de son développement ; la forme de ses pustules, leur couleur ; la liqueur qu'elles contiennent ; la tumeur vaccinale, la douleur sous les aisselles, et la fièvre, sont les conditions sans lesquelles il n'y a point de vraie vaccine.

Signes certains de la vraie Vaccine.

1°. Les piqûres ne s'enflamment jamais avant le troisième ou le quatrième jour, quelquefois plus tard.

2°. Les pustules ont les bords arrondis, relevés, avec dépression au centre.

3°. Les pustules sont d'un blanc argenté.

4°. La liqueur qu'elles contiennent est très-limpide, jusques vers le dixième jour.

5°. Il y a un phlegmon ou tumeur vaccinale du tissu adipeux, et l'épiderme lui sert comme de glacé d'un ton gris-blanc.

6°. Il y a des douleurs sous les aisselles.

7°. Il y a de la fièvre, quoiqu'elle ne soit pas toujours très-sensible, ni régulière.

Signes certains de la fausse Vaccine.

La fausse vaccine est toujours prématurée ; les piqûres s'enflamment dès le premier ou le second jour, jamais au-delà.

Elles n'affectent aucune régularité ; elles sont applaties ou croûteuses.

Elles n'ont pas une couleur déterminée.

La liqueur qu'elles contiennent est trouble ; elles épanchent une matière cérumineuse dès les premiers jours.

Il n'y a point de tumeur vaccinale, mais une phlogose érysipélateuse, et la peau est comme vergettée.

Il n'y a point de douleurs sous les aisselles.

Il n'y a jamais de fièvre.

Dans cette comparaison-là, il faut avoir les sens bien obtus, pour s'y méprendre ; cette seule vraie vaccine préserve de la variole ; elle peut cependant en produire une fausse, si on l'inocule à un sujet variolé ; c'est un talisman pour s'y connaître.

Une bonne vaccine en produira également une fausse, si on l'a recueillie au-delà du tems inflammatoire, et lorsque la matière n'était plus très-limpide ; dans sa marche ordinaire, il faut la prendre, du huitième jour au dixième jour , au plus tard.

Le vaccin peut s'altérer sur un sujet bien vacciné , par le déchirement de la pustule ; mais il y conservera cependant son action préservative, dans les cellules qui n'auront pas été détruites : il faut néanmoins prendre , de préférence , du fluide de pustules intactes.

De bon vaccin, desséché et gardé sur des lancettes , ou tout autrement, peut produire une fausse vaccine : l'action de l'air, l'oxide du fer en altèrent les qualités. Son état de crystallisation est un obstacle à son absorption , soit que l'on vaccine avec des fils imprégnés et desséchés, ou qu'on délaye le vaccin, même avec précaution ; il ne réussira pas toujours ; alors il pourra déterminer une fausse vaccine.

La vaccine vraie est quelquefois très-tardive ; on en voit se développer au vingt-deuxième jour, et parcourir toutes ses périodes

avec

avec beaucoup de régularité; il faut alors compter de l'époque de son développement, comme s'il y avait seulement trois ou quatre jours qu'on l'eût inoculée. La manière la plus assurée est l'insertion de bras à bras.

Quelques praticiens ont dit, qu'ils avaient réussi à produire une bonne vaccine avec des croûtes desséchées et conservées; mais on pourrait croire qu'une ou plusieurs cellules vésiculaires, renfermant le vaccin frais, l'ayent ainsi conservé dans la croûte, comme dans une alvéole bien luttée : il serait fort à désirer que le fait se confirmât; car la difficulté de se procurer facilement du virus frais, est souvent un obstacle à la vaccination.

La vaccine préserve de la variole ; comme celle-ci, lorsqu'elle s'est complettement développée, empêche le· développement de l'autre. Celle qui a le pas ne le cède jamais ; ce sont deux rivales jalouses, qu'on ne peut dès-lors, faire habiter sous le même toît : donc, il y a un effet préservatif et mutuel, démontré, pour l'anéantissement de toute disposition à contracter l'un ou l'autre de ces virus.

Comment une maladie, différente absolument d'une autre, peut-elle être le préservatif

4

de l'une d'elles, ont dit quelques antagonistes ? l'on n'y voit aucune analogie.

L'on peut répondre comme M. Barthès. (1) « On ne doit point se proposer de deviner la » nature, par des hypothèses étrangères au » fait. »

L'on pourrait ici mettre à profit une proposition morale de Pascal.

« Toutefois qu'une proposition morale est » inconcevable, il ne faut pas la nier, à cette » marque, mais examiner le contraire ; et si » on le trouve manifestement faux , on peut » affirmer le contraire, tout incompréhensible » qu'il est. »

Un médecin , reçu docteur il y a déjà long-tems, me dit fort sérieusement, un jour : « Monsieur, j'ai deux enfans qui ont chacun » une petite-vérole très-confluente et d'un » assez mauvais caractère ; dites-moi , je » vous prie, comment, avec votre vaccine , » même avec un seul bouton, dites-vous , » auriez-vous préservé mes deux malades, de » la maladie dangereuse qu'ils ont ? cela n'a » pas de sens. »

____

(1) Nouveaux Elémens de la science de l'homme.

Docteur en 1727, il parut à Paris un char-
latan célèbre ; il prétendait que toutes les
infirmités humaines étaient produites par de
petits animaux qui s'introduisaient dans le
sang ; et que, ce qu'on appelle remèdes, était
aussi un composé d'autres petits animaux,
ennemis irréconciliables des premiers, et
que ceux-ci donnaient vigoureusement la
chasse à leurs adversaires.

J'adopte ce système, et je dis : que les atômes
vaccins, sont des animalcules médicamen-
teuses, antipathiques des mites varioleuses :
les premiers sont les plus forts et tuent leurs
adversaires ; tout comme les grosses fourmis
des bois tuent les petites, par antipathie,
quand elles sont en présence. Voilà, Monsieur
le Docteur, comment on peut raisonnable-
ment expliquer les miraculeux effets de la
vaccine, quand on veut expliquer les effets
par les causes, puisqu'il n'y a point d'effets
sans cause, dit un ancien Docteur bien
célèbre aussi.

D'autres anti-vaccinateurs ont dit et écrit :
Mais, de la vaccine, peuvent naître une infi-
nité de maladies ; c'est un nouveau fléau répandu sur l'espèce humaine.

*

Avant la renaissance des lettres, par François Premier, l'on prêchait en chaire, que
tous ceux qui apprenaient l'hébreux, deve-
naient juifs. (1)

Il est rare que l'on envisage les nouvelles
découvertes avec impartialité, par rapport à
l'intérêt qu'elles méritent. L'on est toujours
étonné des inconséquences où la passion et
l'entêtement peuvent porter, même des gens
instruits et des gens de bien.

La mode et l'opinion sont, en tout, les reines
du monde ; mais la vaccine, par l'utilité
qu'elle présentait d'abord, et qu'elle a si bien
confirmée depuis, ne méritait pas d'être sou-
mise à leur caprice.

Dans le monde, les uns sont indifférens, et
c'est l'espèce la plus nombreuse ; les autres
voyent avec des passions qui altèrent leur
jugement ; chez les autres, c'est une basse
jalousie ; chez d'autres, c'est l'amour-propre
qui leur fait refuser leur suffrage, parce qu'ils
considèrent tout, comme leur appanage, etc. :
en outre, il y a des gens qui ont une dureté
d'intelligence, des têtes de fer, indomptables.

____

(1) Voyez Sainte-Foix.

C'est à compter de cette époque que la France fut à la tête
du parti des lumières.

Socrate, qui se disait la sage-femme de l'esprit, s'étonnait qu'un sculpteur appliquât tout son esprit à faire qu'une pierre brute ressemblât à un homme, et qu'on se mît si peu en peine qu'un homme ressemblât à une pierre brute.

Au surplus, toutes les allégations mensongères, contre cette nouvelle découverte, ont été suffisament démenties, et les partisans intéressés de l'erreur, trop bien démasqués, pour s'en occuper encore. Ces nouveaux sycophantes sont, aujourd'hui, beaucoup plus embarrassés de leur personne que de leur mérite.

La vaccine a la recommandation des hommes les plus instruits de l'Europe, et d'hommes faits pour commander à l'opinion publique.

Les Gouvernemens éclairés sont tous d'accord pour repousser le terrible fléau des épidémies varioleuses, par l'inoculation de la vaccine.

Les deux virus varioleux et vaccin, inoculés en même-tems, sur deux parties séparées, parcourent chacun régulièrement leur marche, et conservent, l'un et l'autre, l'intégrité de leurs qualités respectives.

L'on a vu, à cet égard, une chose toute particulière, qui démontre jusqu'à l'évidence la plus entière, qu'un virus ne s'identifie jamais à un autre.

L'on a remarqué, que, dans une inoculation de vaccine, un sujet pris en même-tems de variole, par contagion; des boutons de cette dernière sont venus se faire jour au centre de la tumeur vaccinale; d'autres se jumeler jusques sur le bouton vaccin, de façon que la pustule varioleuse s'est emparée d'une partie de segment du bouton vaccin, et y est restée dans toute son intégrité varioleuse, tandis que l'autre partie du bouton vaccin est restée vaccinale. L'on a inoculé de ces deux *virus* séparément; ils ont produit, l'un la variole, et l'autre, la vaccine. J'entends encore, ici, les éternels questionneurs se fatiguer sur le comment. Voilà le fait, et c'est tout : comment et pourquoi la terre tourne-t-elle ?

L'on a cru que la vaccine native, c'est-à-dire, celle prise sur le pis de la vache, était préférable à celle qui est le produit de la vaccination sur les hommes ; l'expérience a démontré, qu'après même une longue succession, elle n'éprouve aucune altération.

Comme l'inoculation de la variole, la vac-

cine est quelquefois sans effets , particulièrement sur les enfans au-dessous de six semaines ,
deux mois, parce que l'épiderme ne se détache
pas encore assez facilement pour l'inoculation,
dans laquelle on ne doit s'occuper que de
poser , si l'on peut dire , le *virus* sur le corps
muqueux.

L'on ne peut contracter une bonne vaccine
qu'une seule fois , comme j'ai toujours été
persuadé qu'on ne contractait la variole qu'une
seule fois ; et la vaccine me le démontre
encore mieux , tous les jours : mais on peut
contracter plusieurs fausses vaccines ; elle est
alors une affection purement locale , elle n'a
rien d'infectionnel , elle ne préserve pas.

Sur la préservation de la variole , par la
vaccine , il y a une observation que je crois
digne de remarque , et qui se présente ici ,
tout naturellement , à l'idée.

Depuis près de sept ans de vaccination , en
Angleterre ; depuis plus de quatre , à Paris
et dans toutes les parties de l'Europe , sur peut-
être plus d'un million de vaccinés , comment,
disais-je , n'a-t-on pas encore rencontré un
de ces individus qui, dans l'ordre des choses ,
étaient , dit-on , destinés à recevoir plusieurs

(56)

fois la variole (1)? car, dans l'affirmatif, la vaccine ne préserverait que de la première. Que devient alors la fameuse question sur la récidive, qui, si elle eût existé, eût été, entre les mains des anti-vaccinistes, une arme dont ils n'auraient pas oublié de se servir ? car ils se battent avec tout ce qu'ils rencontrent : il semblerait donc de-là, qu'on peut en inférer, que la vaccine éteint encore toute disposition ultérieure, et que la vaccine, qui préserve pour un tems, de la variole, en préserve pour toujours.

L'inoculation de la variole ne nous a jamais promis un tel bienfait. Jamais une découverte n'a parcouru le globe avec une telle rapidité ; celle de *Jenner* a, dans un instant, été accueillie dans toutes les parties du monde, et

---

(1) S. A. R. le Ministre de la Guerre, de S. M. l'Empereur d'Allemagne, a fait publier que sur 23,919 enfans vaccinés ; tous ont été préservés, et pas un n'a péri.

(Voyez le Moniteur, du 6 frimaire dernier.)

Le Prince Charles a fait à l'Empereur un rapport sur le succès de la vaccine, dans les provinces désignées sous le nom de frontières militaires ; il en résulte, qu'en deux ans, il y a eu 51,000 personnes vaccinées.

L'Empereur a décerné trois médailles d'or, aux chirurgiens qui ont le plus contribué aux succès de cette méthode.

(Moniteur, du 3e. complémentaire an 12.)

avec un égal enthousiasme, tant le besoin de réprimer un fléau aussi désastreux que la variole, s'était également fait sentir par-tout.

« D'après les rapports que le *D. de Carro*, » médecin de Vienne, a reçu de plusieurs » médecins et du Gouvernement de Bombay, » la vaccine est généralement adoptée dans » toutes les possesions britanniques, dans les » Indes-Orientales, et les Princes Asiatiques » s'empressent, de tout côté, de répandre » cette découverte bienfaisante dans leurs » états. On a lieu d'espérer qu'on recevra, » sous peu, des rapports sur l'introduction » de la vaccine, dans la Chine, la Tartarie, » et le Japon.

« Un article qui a été inséré dans la gazette » de Bombay, et qui, originairement vient » d'un prince indigène, paraît prouver que » les Brames ont déjà, depuis long-tems, » quelque idée de la vaccine, et qu'ils la pra- » tiquent même, mais d'une manière mysté- » rieuse, et en se bornant aux enfans des » parens qui adorent *Bhonwany*, déesse tuté- » laire de ceux qui ont la petite-vérole.

« M. Duneau, gouverneur de Bombay, a » envoyé cette pièce curieuse au D. de Carro, » en l'accompagnant de différens présens,

» consistans en schals et pièces de mous-
» seline, d'un grand prix, et destinés pour
» son épouse (1).

La vaccine est cependant plus particulièrement pratiquée en Europe.

Il a fallu à l'inoculation quatre-vingts ans
d'expérience, pour acquérir quelque crédit
dans l'opinion publique. La vaccine, d'abord
souverainement jugée au tribunal d'une au-
dacieuse ignorance, et ses effets dénaturés,
plus encore par la mauvaise foi de l'intérêt
personnel, que par la persuasion (comme
toutes les nouvelles découvertes), est aujourd'hui généralement adoptée en France;
elle y a été répandue par les soins actifs et
imperturbables du Comité Central de Vaccine (2) : il continue dans le même esprit de
persévérance ; il faut espérer, qu'à force de
former des petits cercles dans le grand, il ne
sera plus possible d'y en ajouter encore ; alors
la vaccine sera répandue sur tous les points;
c'est-là le vœu le plus ardent du Comité, et le

______

(1) Journal des Débats, du 17 fructidor an 12, article
Vienne, du 24 août.

(2) Les opérations du Comité central de vaccine ont com-
mencé en prairial an VIII.

but vers lequel il marche avec la même activité.
Actuellement, en France, il y a tel canton où
l'on ne trouve plus d'enfans à vacciner, que
ceux qui naissent après la vaccination annuelle
qu'on y pratique. A Liancourt, département
de l'Oise, et dans plusieurs villages des en-
virons, on compte plus de 1200 enfans vaccinés. Il y a environ deux ans que cette pratique y a arrêté, sur-le-champ, les progrès
d'une épidémie varioleuse, qui s'était mani-
festée d'une manière très-fâcheuse. (1)

» Dans la Finlande , la population du dio-
» cèse d'Abo a surpassé, l'année dernière,
» de 8,559 ames , celle de 1801. Cet accrois-
» sement considérable dans une aussi petite
» partie de la Suède , peut, avec quelque
» fondement , être attribué aux heureux effets
» de la vaccine, introduite dans cette contrée
» par la Société économique d'Abo. » (2)

Quoique l'on remarque cependant, que la
Suède est le pays de l'Europe où la vaccine
est encore le moins pratiquée.

Sur 12,549 morts que l'on a comptés , dans

----

(1) Voyez le rapport du Comité, an XI.

(2) Voy. le Moniteur , du 10 vendémiaire an 12.

l'arrondissement de *Barge*, *en Finlande*, 3,576 ont péri par la petite-vérole naturelle. (1)

Aujourd'hui, il ne peut plus être question d'opinion individuelle ; c'est celle de toutes les sociétés savantes de l'Europe, qu'il faut consulter : les hommes éclairés se font un devoir de préconiser ou de pratiquer la vaccination.

Il a été démontré, que dans certaines épidémies varioleuses, on a perdu jusqu'à la moitié des sujets qui en ont été atteints ; que, par l'inoculation, cette perte a été réduite à 2 ou 3 sur 1000 inoculés ; que d'autres contractent des infirmités durables, mais que, sur-tout, le grand inconvénient *inévitable*, en préservant quelques individus, est de répandre au loin le germe varioleux, et par-là, pour peu qu'il y ait de dispositions dans les causes générales, donner naissance à une épidémie ; ce qui a, plus d'une fois, déterminé des mesures de police, pour éviter ce danger. Nous ne connaissons encore aucun inconvénient fondé, de la pratique de la vaccination, et quoique le vrai puisse, quelque-

---

(1) Journal des Débats, du 6 vendémiaire an 13 ; article AUGSBOURG, du 16 septembre.

fois, paraître invraisemblable, elle est incon-
testablement un préservatif assuré contre la
variole, et un moyen certain de détruire cette
grande cause de mortalité, chez toutes les
nations. Le nombre des contr'épreuves de tout
genre, est aujourd'hui incalculable; mais il y
en a particulièrement une qui est d'une
grande autorité, et la plus marquante.

Son Excellence le Ministre de l'Intérieur,
Chaptal, aujourd'hui Trésorier du Sénat, qui
s'est particulièrement distingué dans la pro-
tection qu'il a constamment accordée, pendant
son administration, avec une sorte d'effusion,
aux établissemens de bienfaisance, a, dans
ce tems, communiqué au Bureau central de
vaccine, le résultat d'une des plus belles
contr'épreuves que l'on puisse citer. Elle fera
époque dans l'histoire de la vaccination.

Six négrillons, les premiers qui aient été
vaccinés à l'isle de la Réunion, furent em-
barqués sur un navire arrivant *de la traite*,
et infecté de la variole; il fut conduit en qua-
rantaine. Ces six enfans restèrent trois mois
dans ce navire, constamment au foyer de l'infection; ils vécurent, mangèrent et couchèrent
avec les variolés, dont plusieurs périrent. On
inocula deux fois, largement, la variole à ces

enfans ; ils ont été préservés de toute contagion, et ont joui de la meilleure santé.

Ces six vaccinés ont vécu pendant quinze
jours, au milieu de 20 noirs ayant une variole confluente, dont six sont morts ; de 25
autres noirs, croûteux, en dessication, et
survivans à 7 infectés, morts pendant la tra-
versée *de la traite*. Ils ont tous logé dans l'en-
trepont du navire, dans un espace de 8 pieds
sur 12.

Cette contr'épreuve mérite une place dans
l'immense recueil des expériences faites en
Europe. (1)

Le Conseiller d'Etat Frochot, Préfet du
Département, a aussi particulièrement se-
condé les vues du Ministre Chaptal ; il a
fondé un hospice de vaccination gratuite,
sous le régime de l'administration des hospices.

Le Conseiller d'Etat Dubois, Préfet de
Police, n'a pas moins aidé, dans son administration, le Comité central de vaccine.

---

(1) Je connaissais depuis long-tems cette observation, comme
membre du Comité central de vaccine ; mais je n'aurais pu me
permettre de l'insérer ici, si elle n'eût été rendue publique
par la voie des journaux. Ce que j'en donne, n'est même que
l'extrait de l'observation insérée dans le journal des Débats,
du 13 vendémiaire an 12.

La vaccine ne peut être communiquée par les esflaves : quand on a vacciné un individu, on a détruit en lui la disposition varioleuse, sans compromettre la santé de ceux qui l'entourent.

La vaccine, *comme tout autre virus*, ne s'identifie à aucun autre.

Voyez, pages 64 et 65, la comparaison entre l'Inoculation de la Variole, avec celle de la Vaccine.

Variole inoculée.

L'un des grands inconvéniens de l'inoculation variolique, c'est le danger de la contagion.

La fièvre varioleuse, même sans éruption, est contagieuse.

Presque tous les inoculateurs admettent une préparation.

On est quelquefois bien malade de l'inoculation.

L'inoculation de la variole ne préserve pas toujours de ses dangers.

On en mourait.

On choisit l'âge, les tempéramens, et la saison.

On a prétendu que l'inoculation n'a pas toujours préservé de la variole.

Vaccine

Vaccine inoculée.

La vaccine ne se communique que par inoculation.

La fièvre vaccinale n'est pas contagieuse.

Il n'y a pas de préparation à subir.

La vaccine est à peine une indisposition.

La vaccine préserve de la variole, sans danger.

On n'en meurt pas.

On vaccine à tout âge, (1) dans toutes les circonstances, et dans toutes les saisons.

Il n'y a pas encore d'exemple avéré, de variole qui ait succédé à la vaccine.

---

(1) L'on vaccinera bientôt, comme on baptise, a dit COLLADON. (Voyez ses Lettres sur la Vaccine.)

Avec de tels avantages, il est bien permis de croire que, par la vaccine, l'on parviendra à exterminer totalement le fléau varioleux, et que les générations futures, embellies et plus fortes, ne connaîtront plus cette affection que de nom, comme aujourd'hui nous connaissons la lèpre des hébreux. « Pratique bien-» faisante, dont l'effet ultérieur doit étouffer » entièrement tous les germes d'un antique » et redoutable fléau. » (1)

Si de la boëte de *Pandore*, sont sortis tous les maux qui affligent l'humanité, l'espérance en sort quelquefois pour la consoler.

Nous avons l'espérance de détruire entièrement la contagion varioleuse, sur toutes les parties de la terre, et que, comme Lycurgue le desirait, nous n'aurons plus qu'une belle race d'hommes, et que nous réussirons sans doute à démontrer, que prévenir une maladie qui tue ou qui estropie, qui enlaidit ou qui altère les forces, doit être une des principales branches de l'éducation physique. L'on connaît toute l'importance de cet art ; malgré cela, il est encore peu avancé. Conserver et réparer est presqu'aussi beau que faire ; mais il faut

____

(1) Moreau, de la Sarthe, médecin.

conserver avant que d'améliorer : une belle nature doit être fortifiée par une bonne éducation.

« La bonne constitution du corps rend les
» opérations de l'esprit plus faciles et plus
» sures.

C'est ainsi que l'on parvient à connaître
que, « les jouissances du cœur et de l'esprit
» s'augmentent l'une par l'autre ; réunies,
» elles donnent un nouveau prix aux jouis-
» sances physiques » J.*J.

C'est ainsi que nous parviendrions à former
une race d'hommes robustes, propres à faire
respecter l'État au dehors, et des hommes de
génie, pour le faire fleurir et prospérer.

Il faudrait réunir la vigueur de Spartes à
la sagesse d'Athènes.

« Ceux qui ont des organes grossiers ne
» peuvent voir que par eux ; ceux qui ont un
» sentiment plus délicat éprouvent d'autres
» sentimens.

« Le burin. des sens grave en nous la
» pensée. »

C'est dans ce systême que nous parviendrions encore à perfectionner ce sexe aimable,
né pour embellir et adoucir notre frêle exis-

tence; les femmes, ces compagnes de nos destinées, l'objet de nos affections les plus douces, de qui nous tenons encore ces êtres faits pour nous seconder et adoucir l'amertume de nos peines ! Mères tendres et sensibles ! aidez-nous à conserver ces enfans ; ils sont le gage d'une tendresse mutuelle ; qu'ils le soient aussi d'un sentiment éclairé ; ce soin vous appartient ! qui aime autant qu'une mère ?

Les enfans font le bonheur de l'honnête homme ; souvent, ils restent la consolation d'un père. Ce sentiment appartient à toutes les conditions ; le dur célibataire, *seul*, n'en connaît pas le prix ; il ne peut sur-tout concevoir, comment il est possible de se rapprocher autant de l'enfance ; son cœur endurci ne peut être sensible à cette douce émotion qu'on nomme amour paternel ! Tout est étranger à ce cœur isolé ; il compte tout pour rien, hors sa seule existence.

Honneur, cent fois honneur, à l'immortel *Jenner !* Il a brisé la faulx meurtrière qui moissonnait nos enfans, aux plus beaux de leurs jours ; que son nom soit inscrit dans les fastes de l'histoire du genre humain, comme celui d'un sage, et l'un de ses plus grands bienfaiteurs !

« *Viro,*

» *de Matribus, de Pueris, de Populis,*
» *bene merito* (1).

Encore un mot sur l'Éducation.

On sait combien le dégré de perfection physique peut augmenter la perfection morale, et que si, à cet égard, l'éducation des enfans, qu'il importe beaucoup de cultiver, est un sujet bien digne de l'attention paternelle, on ne doit pas moins le considérer aussi sous le rapport de l'utilité publique, pour procurer à l'Etat des citoyens d'une santé robuste.

Le besoin d'une bonne éducation physique est tellement démontré, qu'il semble d'abord qu'il ne reste plus rien à faire, pour la juste application de ses moyens, dans ses diverses parties, pour les différens âges auxquels elle convient. Cependant quand on l'examine sous

---

(1) Par M. Husson, secrétaire du comité ; pour mettre au bas d'une gravure du portrait de JENNER, placé au lieu des séances du comité central de Vaccine, de Paris.

différens points de vue, on apperçoit bientôt
qu'il reste encore beaucoup à faire, pour at-
teindre ce but ; et, tout persuadé qu'on paraît
l'être, en général, on s'ocupe peu de former
des hommes ; on semble avoir oublié cet art
précieux, depuis si long-tems négligé ; non
qu'il faille, comme de durs *Spartiates*, mé-
priser et proscrire les exercices de l'esprit, et
n'avoir uniquement en recommandation que
ceux du corps ; il faut au contraire, et à l'imi-
tation de l'ingénieuse et savante *Athènes*,
avec laquelle nous avons d'ailleurs tant de rapports, sagement unir les qualités aimables et
brillantes ; comme le dit J.-J., il faut accou-
tumer les opérations de la machine et celles
du jugement à marcher toujours ensemble ; il
faut aussi faire succéder les habitudes douces
et paisibles, aux exercices du corps, pour le
développement des forces morales et physiques ; mais le luxe et les mœurs des grandes
villes ne permettent pas toujours de dispenser
aussi sagement le tems.

On se livre presque exclusivement au plaisir
de donner à ses enfans, ce qu'on nomme une
bonne éducation ; on pourrait bien plutôt la
nommer un ensemble de vices brillans ; mais
on veut, dit-on, produire ses enfans. L'on

ne veut pas se persuader que, même les vrais talens ne suffisent pas dans le monde, quoiqu'ils conviennent particulièrement aux filles, qui sont destinées par la nature, à orner, un jour la société, dont elles doivent faire le charme et le bonheur, dans cet instant sur - tout, où elles inspirent à l'homme ce doux sentiment sans lequel sa vie s'écoule sans qu'il ait vécu. Que ne devons-nous pas aux femmes quand elles savent en remplir tous les devoirs, avec cette bonté qui naturellement leur appartient ! que ne leur devons-nous pas encore, par rapport à leur faible constitution, qui les rend nos tributaires !

« Plus les femmes sont faibles, plus il faut » les fortifier, a dit l'immortel *Fénélon.* ».

Il l'entendait ainsi pour leur éducation morale ; mais on peut en faire sagement une double application.

L'homme naissant est le plus faible des animaux ; il n'est alors qu'un malheureux automate sentant : la première perception qu'il reçoit, est celle de la douleur ; le moyen même que la nature employe pour le développement de ses organes, et pour lui ouvrir les sources de la vie, est le sentiment du mal ; il ne semble né que pour souffrir : on doit donc protéger l'homme dès le berceau ; il commence à vivre seulement alors qu'il connaît le prix de la santé ; une bonne éducation physique le garantira des vices de la molesse ; et l'éducation morale, des égaremens de la raison. L'éducation doit exclusivement occuper nos premiers soins ; d'elle naîtra nécessairement le développement des forces du corps, et une puissance intellectuelle plus étendue, par la bonne conformation des organes, ainsi que naissent de beaux et bons fruits, sur les rameaux vigoureux et féconds d'un arbre bien cultivé. Ce premier but est celui vers lequel il faut diriger l'homme, pour lui et pour la société ; c'est conséquemment aussi pourquoi il ne faut pas perdre de vue, que c'est à son organisation perfectionnée qu'il doit la supériorité qu'il a sur les animaux : l'homme est le plus bel ouvrage, le chef-d'œuvre de la nature ; on est forcé d'admirer l'homme physique, jusques dans l'âge le plus avancé ; son extérieur, à cette époque de la vie, a même quelque chose de majestueux qui commande le respect. L'on admire toujours un beau vieillard.

Pourquoi ne pas écarter tout ce qui pourrait détériorer sa forme et ses traits ; la beauté de son corps, dans toutes ses parties, ne peut donc être négligée.

Nous sommes bien plus habitués à considérer la beauté, comme appartenante au sexe ; une belle femme obtiendra toujours la préférence sur celle qui ne sera pas douée du même avantage. On sait qu'une jolie figure tient bien souvent lieu d'une dot. Des formes arrondies, plus douces que chez les hommes ; les traits fins et le teint plus éclatant, des yeux où se peint la douceur de leurs mœurs ; les graces et la beauté, sont particulièrement enfin leur appanage et l'image de leur ame : aussi « la première chose que remarquent, en » grandissant, les jeunes personnes, c'est » que tous les agrémens étrangers seuls ne » suffisent pas, si elles n'en ont qui leur ap- » partiennent ». J.-J.

Sans doute on ne se donne pas la beauté ; mais quand un enfant en est doué, pourquoi ne pas la lui conserver ? quand sur-tout il ne faut, de la part de ses parens, que quelques sentimens raisonnés.

Quoique le grand tout soit composé de bien et de mal, malgré la juste répartition qui en est, dit-on, faite dans le monde, il faut de ce consolant *optimisme*, faire sa part ;

quand on peut , il faut détourner le mal ; car enfin tout n'est pas si bien pour tous , il faut user des moyens dont nous pouvons librement disposer ; autrement et faute de nous décider, souvent, nous perdons le moment opportun, et nous sommes victimes de notre irrésolution. C'est ce qu'on nomme communément, *avoir du malheur.*

Une nouvelle société vient de se former , sous les auspices du Gouvernement, pour l'extinction de la variole ; le Ministre de l'Intérieur en est le président né. Les membres qui la composent, ont été choisis parmi les hommes qui occupent des premières places de l'Etat : entre les savans les plus distingués, ou dans le nombre de ceux qui occupent des fonctions honorables.

Le Comité médical est composé de 16 membres , et fait partie de la société. (1)

Tous les Préfets des départemens ont formé près d'eux une semblable association , excepté celui de Paris , qui est lui-même membre

______

(1) Voyez , à la fin de l'ouvrage, la lettre du Ministre de l'Intérieur aux Préfets des départemens.

de la société, afin de centraliser mieux le travail du ministère et du Comité médical, où toute la correspondance des sociétés de départemens est adressée.

Les membres du comité médical de Paris, recevront, par chaque séance, un jeton d'argent, de l'étendue d'un écu : il représente d'un côté, l'effigie de l'empereur Napoléon. Au bas, dans l'exergue :

POUR LA VACCINE.

De l'autre côté, Esculape, et une femme représentant la Beauté; avec la légende :

SANTÉ ET BEAUTÉ, etc.

Pour terminer, j'emprunterai aussi un apologue qu'on ne peut assez répandre, et je répéterai, avec ceux qui l'ont dit : *je voudrais l'avoir fait.* Il est consigné dans un ouvrage intitulé ; *Ravages de la petite-vérole naturelle,* etc., par MM. Joslé et Canolle, mé-

decins à Poitiers, cités dans le rapport du
Comité central de vaccine (1).

« La route la plus fréquentée de ce grand
» empire, dit un savant voyageur, en parlant
» d'une vaste contrée de l'Inde, est coupée
» par une rivière large, rapide et profonde,
» hérissée en certains endroits de rochers à
» fleur d'eau, et peuplée de crocodilles et de
» caïmans : il n'y a presque point d'habitans
» qui ne soit obligé de passer cette rivière
» dangereuse, au moins une fois dans sa vie,
» et à certaines époques. Le nombre des
» voyageurs qui se pressent sur son rivage, est
» presque incalculable. On a imaginé succes-
» sivement plusieurs moyens, pour faciliter
» ce dangereux passage ; on jetta d'abord sur
» les rochers qui s'y montrent, de distance
» en distance, des planches étroites et mal
» assurées, sur lesquelles les voyageurs pas-
» saient en tremblant. Le poids de leur corps,
» leur démarche incertaine, la fragilité des
» planches, le bruit étourdissant des flots,
» et sur-tout l'impéritie de certains guides,

____

(1) Voyez aussi à la fin de la traduction du rapport de la com-
mission de vaccine, de Milan, par M. Heurteloup, premier
Chirurgien des armées, où d'ailleurs l'on trouve des notes très-
intéressantes et très-instructives.

» qui , faisant métier d'éclairer les voyageurs,
» en précipitaient un grand nombre dans la
» rivière , où plusieurs se noyaient misérable-
» ment : d'autres avaient le bonheur de gagner
» le rivage , soit à la faveur d'une corde qu'on
» leur jettait, soit par le seul élan de leurs
» forces. Il est prouvé que , depuis que l'on
» était obligé de traverser cette rivière , qui
» n'existe que depuis un certain nombre de
» siècles, il y avait , au moins, un septième
» des voyageurs qui s'y noyait, sans compter
» ceux qui se sauvaient avec des mutilations
» ou des infirmités incurables.

» Des observateurs découvrirent qu'une peu-
» plade isolée se servait d'une petite barque
» pour franchir ce passage périlleux, et atten-
» daient un vent favorable : ils s'instruisirent
» des manœuvres de cette utile navigation ,
» et vinrent généreusement offrir leurs se-
» cours aux voyageurs et aux caravannes qui
» couvraient le rivage ». — *Passez avec
nous , leur disaient-ils, vous ne courrez
aucun danger ; le ciel est beau, le vent favorable , et les flots sont appaisés. Notre
barque est sure , et nous avons appris à la
gouverner ; nous lui confions nos personnes,
celles de nos femmes, de nos enfans, de nos*

amis : chacun de ces écueils , chacune de vos planches est marquée par mille et mille accidens désastreux. *Voyez* les cadavres des infortunés qui se sont noyés , et que les flots emportent : voyez , sur l'autre rive , cette foule de malheureux qui languissent et qui pleurent la perte de leur santé et de leurs sens les plus utiles. *Voyez* surtout, continuaient-ils , en s'adressant aux femmes, voyez vos tristes compagnes, si belles avant de passer cette fatale rivière , maintenant si laides, si rebutantes. Si vous rémontiez un peu plus haut, vous verriez que des peuples entiers se servent de ces nacelles; aussi, leurs femmes , leurs filles se conservent telles qu'elles sont sorties des mains de la nature, éclatantes de fraîcheur et de beauté.

« Ces conseils furent peu goûtés ; ils furent
» même condamnés par le Grand-Lama ,
» comme contraires aux décrets de l'Etre-
» Suprême. Quelques sages néanmoins en
» profitèrent ; quelques femmes, belles et
» aimables ; quelques mères tendres et sen-
» sibles, les imitèrent en secret. Bientôt, des
» Nababs , et quelques-uns de ces hommes
» prudens , qui jugent , non d'après une

» aveugle prévoyance, mais d'après les résul-
» tats de l'expérience, se confièrent à ces
» nouveaux argonautes. Cependant, des nau-
» toniers imprudens et peu instruits, cau-
» sèrent le naufrage de quelques barques; ce
» fut un triomphe pour le peuple, qui re-
» doubla ses clameurs, et qui n'en devint
» que plus obstiné dans ses préjugés. On re-
» cueillit les débris de ces naufrages; on en
» compta les victimes, et il fut prouvé que,
» sur mille passagers, à peine en périssait-il
» deux ou trois, et que le nombre des mu-
» tilés était presque nul.

» Pendant qu'on s'occupait à perfectionner
» ces barques, et à former des nautoniers
» plus instruits, pour diminuer les risques de
» cette navigation, un homme de génie jetta
» un pont sur la rivière; il en applanit telle-
» ment le passage, qu'elle n'offrit plus le
» moindre danger. Des milliers de voyageurs,
» parmi lesquels, sur-tout, se distinguaient
» les plus jolies femmes et les plus aimables
» enfans, passèrent bientôt sur ce pont. En
» le traversant, ils furent hués par les nau-
» toniers, qui, depuis long-tems, faisaient
» métier de lancer des barques et de les gou-
» verner : ils furent également insultés par la

» foule, qui continuait à passer sur les écueils,
» et qui s'obstinait à vouloir se mutiler et se
» noyer ; mais les vents emportaient ces vaines
» clameurs. Peu-à-peu , toutes les castes se
» laissèrent éclairer sur un de leurs plus
» grands intérêts ; elles renoncèrent à passer
» sur les planches : les nautoniers vendirent
» leurs nacelles ; et le peuple , les grands, les
» Brames , le Grand-Lama lui-même , pas-
» sèrent sur le pont. De cette époque , date
» pour ce beau pays, la diminution sensible
» du nombre des femmes laides , et des
» hommes difformes et mutilés ».

L'on ne traite pas un sujet médical avec
plus d'amabilité et d'instruction, que ne l'ont
fait MM. Joslé et Canolle, en décrivant, dans
leur charmant apologue, les dangers des épidémies varioleuses ; les différentes méthodes
successives de traitemens, les avantages de
l'inoculation, et les succès encore plus grands
et sans aucun danger, de la vaccination ,
pour préserver de la variole. C'est enfin
l'analyse la plus complette.

SOCIÉTÉ

POUR L'EXTINCTION DE LA PETITE - VÉROLE,
EN FRANCE,

PAR LA PROPAGATION DE LA VACCINE.

LETTRE *du Ministre aux Préfets.*

Paris, le 14 germinal an 12.

JE vous ai invité, citoyen préfet, par ma circulaire du mois de prairial dernier, à seconder de tous les moyens qui sont en votre pouvoir l'inoculation de la vaccine, dont les immenses avantages pour le bien de l'humanité et l'accroissement de la population, sont si complettement démontrés.

Déjà les préfets, dans plusieurs départemens, se sont empressés, avec un zèle digne des plus grands éloges, de remplir sous ce rapport les vues paternelles du Gouvernement, en instituant des comités de vaccine, et en organisant la pratique de cette méthode salutaire, dans les divers arrondissemens soumis à leur surveillance.

C'est pour seconder ces efforts généreux, pour les fortifier et les régulariser par une impulsion générale, que j'appelle de nouveau votre attention sur cet objet important.

Le comité central de vaccine, dont le rapport a répandu tant de lumières sur la nouvelle inoculation, avait exprimé le vœu qu'il fût formé une nouvelle société pour propager la vaccine, et s'occuper des moyens de parvenir à l'extinction de la petite-vérole en France ; résultat du plus haut intérêt, dont la possibilité, déjà évidente par elle-même, était, grace à son zèle, établie sur des exemples frappans et des preuves sans réplique.

Je me suis empressé d'accueillir ce vœu, qui avait été également exprimé par l'Institut national. Des hommes, recommandables par leurs places et leurs lumières, se sont réunis. Ainsi s'est formée une nouvelle société, dont je vous adresse le *Prospectus*, et à laquelle devaient appartenir, par leur dévouemeut et leur expérience, les membres actuels du comité central de vaccine.

C'est à partager les travaux de cette nouvelle société, à seconder ses efforts, que je vous invite en ce moment.

Il appartient plus particulièrement aux préfets d'étendre dans les départemens les mesures qu'elle a adoptées, et à l'exécution desquelles je vais donner toute mon attention.

Les avantages de l'inoculation de la vaccine sont si frappans, si faciles à saisir, que le moyen le plus assuré de les faire connaître est de mettre toutes les classes de citoyens à portée de les apprécier.

Il est en effet dans la nature de cette découverte, de se produire, pour ainsi-dire, par elle-même, et de se propager promptement par l'évidence de ses avantages et de son utilité : exempte de toute espèce d'inconvénient, n'exposant, quand une fois elle est pratiquée, à aucune espèce de dépense, elle prévient en sa faveur les esprits ; tandis que les épidémies varioleuses, si souvent renaissantes, en épargnant, au milieu des populations les plus nombreuses et dans leur plus grande fureur, les sujets vaccinés, offrent à tous les yeux la démonstration de son efficacité.

C'est donc à faire naître, à multiplier sous les yeux du peuple, les occasions de juger des avantages de cette pratique, qu'il faut particulièrement s'attacher.

En la recommandant aux instituteurs des lycées, aux administrations des hospices, aux chefs des grandes manufactures et des nombreux ateliers qui occupent beaucoup d'enfans, vous offrirez aux villes des exemples salutaires.

Les enfans de la Patrie, envoyés dans les campagnes après avoir été vaccinés, vous serviront à y faire connaître également les avantages de la nouvelle inoculation, si déjà la confiance de quelques familles dans les lumières des gens de l'art ne l'avait pas répandue, ou qu'elle ne l'eût pas été par le zèle et le bon esprit de quelques-uns de leurs habitans les plus éclairés.

L'établissement dans les campagnes, des élèves sage-femmes formées à l'école pratique des accouchemens, instituée dans l'un des grands hopitaux de Paris ; les jurys de médecine pour la réception des officiers de santé ; le rétablissement des Sœurs de charité dans plusieurs communes rurales, seront encore autant de moyens de propager la connaissance et la pratique de la vaccine parmi le peuple.

Mais c'est sur tout à éclairer l'opinion qu'il faut donner tous ses soins ; ainsi tous les faits, tous les résultats de l'expérience doivent être recueillis exactement. Les exemples les plus frappans de préservation, observés pendant les épidémies varioleuses,

doivent être publiés ; et si des erreurs se présen-
tent, ou si l'ignorance se permet de fausses allégations, les premières doivent être redressées avec
soin, les secondes repoussées avec force et célérité.

De plus grands résultats encore peuvent contri-
buer à former l'opinion.

L'effet inévitable de la propagation de la vaccine
doit être de rendre de plus en plus rare la petite-
vérole. En tenant, chaque année, un état du nombre
toujours décroissant de ceux qui en auront été attaqués, de la moindre proportion de ses victimes
dans les listes de mortalité, on opérera une convic-
tion générale, et aucune cause ne pourra plus re-
tarder l'adoption d'une méthode reconnue pour
être la source d'un si grand bien.

C'est à ce résultat qu'il s'agit d'arriver : pour l'at-
teindre, il faut que, par des efforts sagement com-
binés, par un ensemble de mesures qui embrassent
tous les points de la France, on dispute le terrain à
l'ennemi que l'on veut éloigner.

J'ai pensé qu'il était nécessaire que l'exemple
déjà donné par quelques préfets fût imité par tous,
et que la marche suivie fût calculée de manière à
obtenir sur tous les points les mêmes effets, et par-
tout, les résultats les plus assurés.

Le but sera atteint, en établissant dans chaque
département un comité de vaccine, en le composant
des gens de l'art les plus instruits, et en leur asso-
ciant des citoyens distingués par leurs places, leur
fortune et leur crédit.

Les ministres des cultes seront utiles, dans ces
associations, par leur influence ; déjà plusieurs
exemples nous ont appris quels services ils peuvent
rendre sous ce rapport.

On mettra à la disposition de chaque comité,
dans les villes où ils seront formés, une des salles

de l'hospice le plus fréquenté, avec tous les moyens propres à y entretenir constamment la vaccine.

Dans les villes de sous-préfecture, des comités d'arrondissement pourront être établis pour correspondre avec le comité de département, ou l'on suppléerait à cette mesure, en y désignant un ou deux médecins des plus instruits, qui seraient associés au comité départemental.

Pour répandre la vaccine jusques dans les campagnes, un ou deux officiers de santé par canton seraient chargés par le préfet, de vacciner les pauvres gratuitement; ou, si les circonstances l'exigeaient, il pourrait être désigné, par le préfet, des gens de l'art particulièrement chargés de parcourir les campagnes, à des époques déterminées.

C'est d'après les localités, et les ressources qu'elles présenteront, que ces ressources peuvent être combinées. Celles-là devront être préférées, qui promettront les plus grands biens.

Les instructions, les avis qui seront jugés nécessaires, ainsi que les envois de fluide vaccin, seront procurés par le comité de la Société, qui répondra à toutes les demandes avec empressement.

Les préfets m'adresseront, tous les trois mois, les résultats des mesures qu'ils auront adoptées; et ils me feront connaître les gens de l'art, les officiers de santé, les citoyens zélés qui se seront distingués par des succès ou un dévouement plus remarquable; enfin ils feront parvenir à la Société les observations qu'ils auront recueillies. Je recommande à leur attention la rédaction des tableaux dont le modèle est ci-joint; ils auront soin de me les envoyer en doubles exemplaires.

Tels sont les moyens, citoyen préfet, que je crois devoir vous proposer, et dont le succès me paraît d'autant plus certain, qu'ils rapprocheront davantage votre marche de celle qui est adoptée par la société.

Aucun objet ne réclame plus hautement votre attention; c'est des plus chers intérêts de l'Etat qu'il s'agit, et du moyen assuré d'accroître la population.

En usant de tous les moyens qui sont en votre pouvoir pour éclairer l'opinion, en excitant la sollicitude des familles, en levant les obstacles que la crainte d'une légère dépense oppose trop souvent au plus grand bien, vous ferez sentir à tous les citoyens, jusques dans les derniers rangs du peuple, l'avantage du nouveau procédé qui doit assurer leur conservation.

De mon côté, je seconderai vos efforts; je vous appuierai de tout le pouvoir du Gouvernement; et, fort de votre zèle et de celui de la Société, qui se dévoue à l'accomplissement de l'œuvre de bienfaisance dont nous nous occupons, je ne puis douter que nous ne parvenions, en peu d'années, à faire disparaître, en France, la petite-vérole, comme on a déjà obtenu l'anéantissement de la lèpre, et de plusieurs autres calamités de cette espèce, dont on ne retrouve plus de trace que dans des cantons obscurs et isolés, ou dans l'histoire.

J'ai l'honneur de vous saluer.

CHAPTAL.

PROSPECTUS.

Société pour l'extinction de la petite - vérole, en France, par la propagation de la vaccine.

Les nombreuses expériences faites en France, depuis quatre ans, établissent, d'une manière incontestable, que la vaccine préserve de la petite-vérole, par un procédé aussi sûr dans ses effets qu'il est doux et simple dans son action. Ses succès sont établis sur plus de cent mille faits vérifiés par le comité central.

Depuis quatre ans, que ce comité suit, avec autant de zèle que d'impartialité, les progrès de la vaccine, il ne s'est pas offert un seul fait qui puisse ébranler la confiance publique ; il a été prouvé que tout ce qu'on a dit ou écrit de contraire, était l'œuvre de la mauvaise foi ou de l'ignorance.

Il s'agit maintenant de s'occuper des moyens de répandre les bienfaits de cette méthode salutaire, et de parvenir, comme on en a l'espoir, en rendant cette pratique générale, à banir entièrement la petite-vérole.

Tel est le but de la nouvelle Société qui vient de se former à Paris, sous les auspices du Ministre de l'Intérieur, et qui, forte déjà de tous les moyens que le Gouvernement peut mettre à sa disposition, désire y réunir le concours de toutes les lumières, de tous les talens, de tous les genres de crédit et d'autorité.

L'arrêté ci-joint du Ministre de l'Intérieur, fera connaître le plan et l'organisation de la Société.

L'extrême importance du projet dont elle s'occupe, le bien incalculable qui résulterait de son exécution , ne permettent pas de douter que tout ce qu'il y a de citoyens, amis de l'humanité et de leur pays, n'applaudissent à cette entreprise , et ne s'empressent d'y prendre part.

Des faits innombrables ont démontré , que l'inoculation de la vaccine met à l'abri des atteintes de la petite-vérole les individus qui y sont soumis. Des exemples non moins incontestables ont appris , en même-tems , qu'en la multipliant suivant le besoin , on peut éloigner la contagion des habitations les plus nombreuses, et même de l'enceinte d'une bourgade et d'une ville. Des hospices contenant un millier et plus d'enfans , ont été ainsi préservés des épidémies varioleuses , en vaccinant tous ceux d'entr'eux qui n'avaient point encore eu la petite-vérole. Dans quelques communes où la contagion épidémique venait d'éclater, on a pu parvenir à la bloquer , à l'étouffer dans les premières maisons où elle existait , en vaccinant tous les enfans du voisinage.

Enfin on a vu la contagion répandue sur une vaste contrée , s'arrêter à la porte des villes où la presque totalité des individus avait été antérieurement vaccinée.

Ces exemples mémorables donnent lieu d'espérer qu'en propageant l'inoculation de la vaccine sur tous les points , en la rendant générale , on pourra également parvenir à banir entièrement de la France la petite-vérole. C'est à ce résultat, dont la possibilité rigoureuse est évidente, qu'il s'agit d'arriver ; et si toutes les volontés concourent à son exécution , ainsi que tous les pouvoirs , ce grand exemple sera donné au Monde par la Nation Française.

Arrêté du Ministre de l'Intérieur, portant for-
mation d'une Société centrale de Vaccine.

Le Ministre de l'Intérieur, considérant, que les
avantages de l'inoculation de la vaccine ont été suffi-
samment constatés dans les nombreuses expériences
faites ou recueillies par le comité central établi à
Paris, et par l'Institut national ; que déjà cette méthode, pratiquée avec succès dans presque tous les
points de la France, n'a besoin, pour recevoir toute
l'extension dont elle est susceptible, que d'un mode
uniforme et régulier de propagation, arrête ce qui
suit :

Art. Ier. Il y aura à Paris, près le ministre de
l'intérieur, une société centrale de vaccine, présidée
par le ministre.

II. Sont membres de la Société les citoyens :
Delaplace, chancelier du sénat.
Lacépède, grand chancelier de la légion d'honneur.
Fontanes, président du corps-législatif.
Portalis,
Fourcroy, } conseillers-d'état.
Regnault (de S.-Jean-d'Angely)
Bertholet, sénateur.
La Rochefaucauld-Liancourt.
Corvisart, médecin du Gouvernement.
Coulomb, secrétaire-général du ministère de l'Intér.
Thouret, directeur de l'école de médecine.
J.-J. Leroux, professeur à l'école de médecine.
Mongenot, } médecins de l'hopital des enfans.
Jadelot,
Marin, chirurgien du Lycée.
Doussin-Dubreuil,
Guillotin, } docteurs en médecine.
Salmade,
Delaroche,

Parfait, membre du bureau central d'admission dans les hospices.

Husson, médecin de l'hopital de vaccination.

Hallé,
Huzard,
Tessier,
Cuvier,
Delambre,
Parmentier,
Pinel,
Degérando,
} de l'Institut national.

Duquesnoy,
Delessert,
} du conseil-général des hospices.

Coste, médecin des Invalides.

Barbier-Neuville, chef de division au ministère de l'intérieur.

III. Il sera formé dans la Société, un comité de seize membres, et du secrétaire de la Société.

IV. Les membres du comité, sont les citoyens Thouret, Corvisart, Pinel, Leroux, Hallé, Huzard, Guillotin, Salmade, Parfait, Delaroche, Marin, Jadelot, Delasteyrie, Doussin-Dubreuil, Mongenot et Husson.

V. Le Secrétaire de la Société sera aussi celui du comité.

Le Ministre nomme à cette place le C. Husson.

VI. Les préfets des départemens entretiendront une correspondance régulière sur tous les objets relatifs à la vaccine, aux épidémies et épizooties varioliques. Elle sera transmise au Ministre, en double exemplaire, dont l'un pour le Ministre, et l'autre pour la Société. Les préfets qui seront à Paris, par congé, pourront assister aux séances de la Société.

VII. Il sera envoyé aux préfets des instructions

auxquelles ils seront invités à se conformer, autant que les localités pourront le permettre. Les arrêtés organiques qu'ils auront adoptés pour propager la vaccine dans leurs départemens, seront transmis au Ministre, pour être, s'il y a lieu, et après avoir pris l'avis de la Société, revêtus de son approbation.

VIII. Il sera fait, chaque année, à la Société, en séance publique, un rapport sur les travaux entrepris en France, pour la propagation de la vaccine, et sur les tableaux qui seront envoyés par les départemens.

IX. Il sera donné des témoignages de satisfaction et fourni des encouragemens aux personnes qui auront mis le plus de zèle à la propagation de la vaccine.

Fait et arrêté le 14 germinal de l'an 12 de la République.

Le Ministre de l'Intérieur, CHAPTAL.

Réglement adopté par le Ministre de l'Intérieur, pour le Comité de la Société centrale de vaccine.

ART. Ier. Les séances du comité formé au sein de la société, ont lieu tous les vendredis, de trois à cinq heures.

II. Le comité se rassemble plus souvent, selon la nécessité, sur l'invitation du président ou du secrétaire.

III. Le comité correspond avec les préfets des départemens, et rend compte, chaque semaine, au Ministre, et chaque mois, à la Société, des faits relatifs à la vaccine, contenus dans la correspondance.

IV. Le président du comité est nommé au scrutin secret, et à la majorité absolue. La durée de ses fonctions est de six mois.

V. Le secrétaire prend connaissance de la correspondance, l'entretient au nom du comité, procède au dépouillement des tableaux envoyés par les préfets, répond sur tout ce qui est relatif à la science, fait les envois de vaccin. Il présente à chaque séance du comité, un extrait du travail de la semaine, tient le plumitif, rédige les procès-verbaux, et veille à l'expédition des lettres, mémoires, etc., etc. Il est l'organe du comité auprès du Ministre.

VI. Le secrétaire répond aussi à toutes les questions sur les parties d'administration des comités de département; mais les réponses sur cet objet sont soumises à l'assemblée générale de la Société, et signées, s'il y a lieu, par le Ministre, président de la Société.

VII. Il y a, chaque mois, une assemblée générale de la Société, dans laquelle le secrétaire fait un rapport sur toute la correspondance, les progrès de la nouvelle méthode, les améliorations à espérer, et les encouragemens à distribuer.

Certifié conforme à l'original consigné au procès-verbal de la séance tenue au ministère de l'intérieur, Paris, le 18 germinal an 12.

Le Secrétaire de la Société centrale de vaccine.

HUSSON.

MINISTÈRE
DE L'INTÉRIEUR.

BUREAU
DE LA SOCIÉTÉ
DE VACCINE.

*ET AT des Personnes vaccinées par M.*** ou le Comité de*

Commune d   *Département*

d

NUMÉROS.	DATE DU MOIS.	NOMS ET PRÉNOMS.	AGES.	DEMEURES.	OBSERVATIONS

TABLEAU
N°. 2.

MINISTÈRE
DE L'INTÉRIEUR.

BUREAU
DE LA SOCIÉTÉ
DE VACCINE.

RELEVÉ GÉNÉRAL, par arrondissement de Sous-préfecture, du nombre des personnes vaccinées dans le Département d

depuis le   jusqu'à pareille époque

de l'an

ARRONDISSEMENS		
de	....	{ Vaccinés par le Comité depuis sa formation. . . . » { Vaccinés par les Médecins, Chirurgiens, Officiers de santé non membres du Comité. . . . . . » }
de	....	{ Vaccinés par le Comité. . . . . » } { IDEM par les médecins non membres du comité » }
de	....	{ IDEM . . . . » } { IDEM . . . . » }
de	....	{ IDEM . . . . » } { IDEM . . . . » }

TOTAL GÉNÉRAL. . . . .

Certifié véritable par le Comité de Département.

ET AT des Individus ayant été attaqués de la petite-vérole, an

NUMÉROS.	DATE DU MOIS.	NOMS ET PRÉNOMS.	AGES.	DEMEURES.	MORTS.	INDIVIDUS restés infirmes ou défigurés.	OBSERVATIONS.

MINISTÈRE
DE L'INTÉRIEUR.

BUREAU
DE LA SOCIÉTÉ
DE VACCINE.

RELEVÉ GÉNÉRAL, par arrondissement de Sous-préfecture , du nombre de personnes ayant été attaquées de la petite-vérole, dans le Département d   depuis le
jusqu'à pareille époque de l'an

NOMBRE DES PERSONNES attaquées de la petite-vérole.	NOMBRE DES MORTS de cette maladie.	NOMBRE DES INDIVIDUS qui sont restés infirmes ou défigurés.	OBSERVATIONS.

AU GASTRONOME,

Pour lui envoyer, en même - tems, un exemplaire de mes Réflexions historiques, mentales et critiques, sur la Variole, la Vaccine, etc.

M. LE GASTRONOME,

COMME vous dévorez l'*Homme des Champs*, dont chacun veut aussi avoir cuisse ou aîle, je dévore vos dîners. Rien de plus gai, de plus franchement gourmand ; et, en ma qualité, je m'y connais : l'on dîne bien avec vous, et l'on profile autant ; assurément, rien de plus sensuel ; je voudrais, deux fois par jour, pouvoir dîner de même. Cependant, permettez-moi une seule réflexion, dont encore je vous fais excuse; car il faut ménager les gens qui donnent si bien : si ce n'est pas pour eux, au moins que cela soit pour les bonnes réfections que l'on en reçoit.

Votre aimable Lysbée, comme toutes les jolies femmes, me paraît un peu trop occupée *des formes* de *ses coupes enchanteresses* ; ses charmans *vases* font oublier l'excellent mocka, sa belle couleur, son délicieux parfum, son excellente saveur.

Pardon, à vous-même, charmante Lysbée! votre sexe enchanteur est naturellement volage!.... il a peut-être été fait pour cela ; aussi tel gourmand que

I

l'on soit, je veux que par-tout il soit adoré. Vous, monsieur le Gastronome, l'on voit que vous êtes loin de le dédaigner, quoi qu'en dise votre sottisier querelleur, qui vous attaque sans aucun égard. Mais, revenons au dîner, et prenons notre café, sans lequel il n'y a pas trop de tranquillité à espérer pour *dom Gaster* lui - même, après un dîner passable; à plus forte raison, quand l'on dîne si bien !... Prenons donc du café, et prenons-en amplement ; *il nous présente une heureuse liqueur, son parfum nous inspire :* prenons-le bon, fort, clair et brûlant ; mais sur-tout, que son parfum nous invite à porter le nez vers cette colonne de parfum qui s'exhale de ce *nectar des humains.* D'abord, respirons-le largement et à longs traits ; prenons-le, comme nous le donne monsieur l'abbé Delille, dans la charmante fable qu'il a bien voulu quelquefois communiquer au public.

Mais, Monsieur, après le café, pas seulement quelques gouttes de cette véritable ambroisie, à nulle autre pareille : cette liqueur de Mad. Anfoux, dite veuve Chasse - Vent, ou de celle de Grand-Maison, qui lui a si utilement succédé ? Vous nous réservez, sans doute, cette petite friandise, comme vous aviez fait du café ; vous nous ménagez cette agréable surprise pour le prochain dîner, de nouvelle édition : soit, il ne faut pas être si sévère avec un si bon hôte.

Actuellement, Monsieur, ce n'est pas comme on dit, entre la poire et le fromage, la tête échauffée de vin ; mais tranquillement assis sur un bon sopha, et digérant à l'aise, que je reviens à ce vilain *Bavius.*

Vous dites : « Sachez rire de tout, sans offenser personne ». C'est bien ; je respecte d'aussi beaux sentimens ; ils vous font honneur : comme vous, je ne veux, non plus, offenser personne ; mais je n'aime pas la calomnie. Fi ! c'est le plus laid de tous les péchés ! Mais enfin, quel est cet homme-là ? quel titre a-t-il pour attaquer un si honnête homme que vous ? (1)

Il est dit, dans la Bible : *Imprudentes odibunt scientiam.* C'est sans doute là sa raison suffisante.

J'ai cherché, j'ai feuilleté, et j'ai trouvé que ce *Bavius* était d'une très-ancienne famille, et très-certainement descendant, en ligne très-directe, de celui dont Virgile a dit, dans ses bucoliques :
« Qui *Bavium non odit,* amet tua carmina *mœvi* ? »

Je n'aime certainement ni l'un ni l'autre ; mais je hais *Bavius* : d'abord à cause de vous, Monsieur le Gastronome ; puis en outre, il a l'air de goguenarder du galvanisme, science assurément très-exacte, et il en fait de même de la vaccine ! Il arrive bien, moi qui en suis presque le fils aîné ! Il en plaisante : quand ? dans le moment même où j'ai sous presse un charmant petit ouvrage sur le *Jennerisme.*

J'invente le mot, et j'espère que personne ne m'en disputera la primo géniture : il vaut mieux *jenneriser* une dame que la vacciner, et bien mieux encore que l'envachiner ! comme le voulait certain docteur, d'heureuse mémoire.

Comme un vieux moine, je garde rancune à *Bavius.* Une chose ne me fait pas oublier l'autre.

______

(1) Voyez LA GASTRONOMIE OU L'HOMME DES CHAMPS A TABLE, charmant Poëme didactique, en quatre chants, où l'on trouve une Lettre du Gastronome à M. Delille, à Londres ; une Critique du Poëme, par BAVIUS, et la réponse du Gastronome à BAVIUS.

Je suis sûr, Monsieur, que notre antagoniste est laid, borgne, boiteux, édenté, et très-bossu, par suite de la petite-vérole, et de peut-être bien autre chose, que je n'ose dire : il en a l'estomac ruiné ; voilà pourquoi il ne peut digérer, même vos excellens dîners. C'est le renard qui a la queue coupée ; il voudrait que tout le monde lui ressemblât. Faites-le tourner, monsieur, et vous verrez si j'ai tort. Jalousie, jalousie ! c'est la guerre des gueux contre les riches !

Moi, et puis bien d'autres, trouverons toujours vos dîners exquis ; mais, de grace, que je ne m'y trouve pas avec ce *Bavius* ; ne l'invitez jamais, quoiqu'il vous en prie ; il vous ferait des sottises. Il n'aime pas le cochon fumé ; il trouverait détestable d'excellent jambon de Mayence, j'en suis certain ; ne l'invitez jamais.

Je ne suis pas encore remis. J'oubliais de vous parler de l'envoi que j'ai l'honneur de vous faire : agréez-le comme un dîner d'anachorette ; chacun régale comme il peut ; il faut, en pareil cas, tenir compte de la bonne volonté. D'ailleurs, il est bon de laisser reposer l'estomac ; l'on en dîne mieux le lendemain. C'est pourquoi je dîne quelquefois chez moi. Monsieur, dites du bien de moi ; je ferai tout pour tâcher d'être reconnaissant d'un bienfait : vous ne recevez que du beau monde ; il m'en reviendra quelques clients ; et grace à vous, je ferai fortune.

Je suis le plus sincère et le plus affectionné de vos dîneurs.

Salut, joie, continuation de bonne-chair, et abondance de sucs gastriques.

Monsieur le Gastronome.